El arte y la ciencia del Ayuno Intermitente Para mujeres

Cómo perder peso de una manera consistente, Obtener una figura esbelta, las hormonas balanceadas un estilo de vida saludable

Jamie Connor

El siguiente libro se escribe con el objetivo de proporcionar información lo más precisa y confiable posible. En cualquier caso, la compra de este libro toma en cuenta que, tanto el editor como el autor, no son expertos en los temas tratados y que las recomendaciones o sugerencias que se hacen aquí son solo para fines de entretenimiento. Profesionales deben ser consultados según sea necesario antes de emprender cualquiera de las acciones aquí mencionadas.

Esta declaración se considera justa y válida tanto por la American Bar Association como por el Comité de la Asociación de Editores y se considera legal en todos los Estados Unidos.

Además, la transmisión, duplicación o reproducción de cualquiera de los siguientes trabajos, incluida la información específica, se considerará un acto ilegal independientemente de si se realiza de forma electrónica o impresa. Esto se extiende a la creación de una copia secundaria o terciaria del trabajo o una copia grabada y solo se permite con el debido consentimiento expreso por escrito del autor. Todos los derechos adicionales reservados.

La información en las siguientes páginas se considera, en términos generales, como una descripción veraz y precisa de los hechos y, como tal, cualquier falta de atención, uso o mal uso de la información en cuestión por parte del lector hará que las acciones resultantes sean únicamente de su competencia. No hay escenarios en los que el editor o el autor de este libro puedan ser considerados responsables de cualquier dificultad o daño que pueda ocurrirles después de realizar la información aquí expuesta.

Además, la información en las siguientes páginas está destinada únicamente a fines informativos y, por lo tanto, debe considerarse como universal. Como corresponde a su naturaleza, se presenta sin garantía con respecto a su validez prolongada o calidad provisional. Las marcas comerciales que se mencionan se realizan sin consentimiento por escrito y de ninguna manera pueden considerarse como auspicios de la misma.

Tabla de Contenidos

Capítulo 1: Ayuno intermitente ... ¿Qué es?

Las dietas de moda y los programas ridículos de pérdida de peso siempre han afectado a nuestra sociedad, pero en la era digital de hoy el problema ha empeorado mucho, mucho más. Esta era de intercambio masivo de información ha impactado positivamente al mundo de muchas maneras, pero también hay algunas desventajas. Las afirmaciones anecdóticas y las dietas extremas ahora se promueven fuertemente con poca o ninguna base científica. En este libro usaremos investigaciones científicas y académicas para analizar todo lo que necesita saber sobre el ayuno intermitente como mujer. Una vez que tenga el conocimiento para comprender completamente lo que está haciendo y cómo está afectando su cuerpo, debe implementar este conocimiento en su vida real. Hacer esto requiere tiempo, paciencia y esfuerzo. Todo este proceso de aprender algo nuevo y crear una nueva vida para ti mismo debe tratarse como una forma de arte, porque lo es.

El ayuno se ha practicado durante siglos en todo el mundo para una amplia variedad de formas culturales, religiosas y biológicamente beneficiosas. En realidad, se desarrolló en todo el mundo hace siglos en comunidades muy apartadas la una a la otra. En la antigua Grecia, el ayuno se usaba como una forma de preparación para eventos espirituales. Grandes filósofos como Pitágoras usaron el ayuno como una forma de obtener sueños y visiones. (14) Durante miles de años, los musulmanes han estado ayunando durante su mes sagrado del Ramadán, todos los días, desde el amanecer hasta el atardecer.

Ha habido puntos en común en la forma en que se ve el ayuno en innumerables culturas, una en particular, son sus posibles beneficios al cuerpo humano. A mediados de 1800 vimos una documentación / declaración académica temprana de esto en *The True Science of Living* (la verdadera ciencia del vivir) de EH Dewey. Él creía que cada enfermedad que padecen los humanos de una forma u otra estaba vinculada a la "alimentación habitual en exceso"." (14) Más tarde, entre principios y mediados del siglo XX, se realizaron muchas más investigaciones médicas sobre el ayuno. En 1915, el ayuno fue un método ampliamente utilizado para tratar la obesidad. ¡En un caso particular, un grupo de médicos y asociados colocaron a personas obesas en regímenes de ayuno prolongados con la duración más larga de 382 días! (14) Sí, ese era un hombre obeso que consecuentemente perdió 276 libras de ese año, pero realmente muestra lo que el cuerpo humano puede hacer.

Comenzaremos sumergiéndonos en la ciencia del ayuno y cómo el ayuno intermitente puede afectarte como mujer. Luego desacreditaremos algunos mitos comunes que quizás haya escuchado sobre el ayuno intermitente o simplemente el ayuno en general, seguidos de las formas en que puede practicarlo e implementarlo en su vida.

Estos médicos en 1915 no solo recomendaban el ayuno. Estaban haciendo que sus pacientes se mueran de hambre. En la actualidad, nos gusta ser más metódicos en nuestra investigación. El ayuno controlado ha mostrado sus beneficios cuando se ejecuta correctamente en muchas personas, como pronto aprenderás. El ayuno ha ganado una mala reputación en algunos casos debido a que algunas personas no se educan sobre los beneficios y los riesgos que trae consigo. Entonces, ¿cómo ayunamos metódicamente y con seguridad? Podemos hacer esto a través de algo llamado ayuno intermitente (AI).

¿Qué es el **ayuno intermitente**? No, no es una dieta agresiva o un método extremo para perder peso. Los medios nos han bombardeado con suficientes de esos casos. El ayuno intermitente es una práctica metódica con fundamentos antiguos que, cuando se hace correctamente, brinda una amplia variedad de beneficios para su bienestar físico y psicológico. El ayuno intermitente es un método de alimentación con restricciones de tiempo, o ejercicio metabólico, en el que un individuo ayunará periódicamente, con muchas variaciones, en varios momentos durante la semana. Es importante tener en cuenta que si bien el AI es una buena manera de perder peso de manera saludable cuando se ejecuta correctamente, también es una forma efectiva de prevenir el aumento de peso malo en el futuro. Practicar estos métodos e implementarlos en su vida puede tener beneficios duraderos, no se trata de una solución rápida seguida de un descanso rápido.

No es una pura coincidencia que a la mayoría de nosotros se nos enseñe a una edad muy temprana que debemos consumir tres comidas al día, siendo el desayuno lo más importante. El problema con este sistema de alimentación es que mantiene al consumidor, es decir a usted, en un estado "alimentado", lo que también aumenta drásticamente la posibilidad de que necesite más alimentos en momentos predecibles. Las compañías como Kellogg's, por ejemplo, se han beneficiado enormemente de su comercialización para todos de que "nunca se debe perder el desayuno". Esto puede sonar aterrador porque muchos de nosotros estamos acostumbrados a comer muchas comidas pequeñas durante el día para mantener nuestro metabolismo activo. Sin embargo, comer así puede tener efectos peligrosos en su salud en general debido a los niveles elevados de insulina que se encuentran todo el tiempo en nuestro cuerpo. Esta insulina producida por el páncreas ayuda a regular los niveles de glucosa. Cubriremos más adelante acerca de cómo el ayuno intermitente afecta las hormonas en el cuerpo de una mujer. En un cuerpo humano sano, la cantidad de glucosa en su sangre aumenta cuando ingiere cualquier alimento y su páncreas liberará insulina para guiar la glucosa hacia las células y así usarla. Si tiene insulina adicional, puede guiar la glucosa hacia las células musculares o grasas para almacenarlas para más adelante. A niveles más altos de insulina, el "proceso de quema de grasa" de su cuerpo se apaga y comienza a descomponer la energía de su última comida.

Estos son rasgos clave de dos estados diferentes y opuestos por los que pasa el cuerpo humano; un estado alimentado y un estado de ayuno. [1]

En un **estado alimentado**, su cuerpo usará la glucosa de la última comida para proporcionar energía a su cuerpo. Esto no solo dejará energía previamente almacenada en las células de grasa, sino que también enviará más glucosa para su almacenamiento a estas mismas células. Sin embargo, ¿por qué alguien tendría hambre si previamente ha almacenado energía? Esto se debe a que su cuerpo ha estado alimentado durante demasiado tiempo. Esto puede tener cambios drásticos para cualquier persona a nivel celular. En una célula, hay estructuras comunes básicas encargadas de tareas específicas para el funcionamiento adecuado de esa célula. Una de estas estructuras se llama mitocondria, también conocida como la potencia de la célula. Cuando su insulina guía la glucosa hacia las células, sus mitocondrias se encargan de descomponerla en energía. También descomponen la grasa en energía, y pueden tener una preferencia sobre la fuente de energía que desea utilizar. Estar alimentado provoca picos y caídas de los niveles de insulina y glucosa, creando así una preferencia sistemática dentro de las mitocondrias. Con el tiempo, tus mitocondrias comienzan a preferir la producción de glucosa de la última comida mientras reducen la cantidad de veces que quemas grasas. Eventualmente, cada vez que los niveles de glucosa disminuyen en su cuerpo, las mitocondrias anhelarán más. [1] Te encontrarás atrapado en una adicción como el ciclo en el que tu cuerpo depende de más glucosa cada pocas horas. En conclusión: no utilizas el exceso de energía almacenado en tus células.

Por otro lado, en un **estado de ayuno**, su cuerpo usará el camino para quemar grasa debido a los bajos niveles de insulina y glucosa. Primero, la energía en su hígado, llamada glucógeno, es más accesible y fácil de convertir. A continuación, la energía que ha almacenado previamente en sus células grasas se utilizará para que su cuerpo funcione. Si ha estado alimentado durante mucho tiempo, la adaptación de su cuerpo al uso de grasas deberá ser un proceso intencional. Esto significa que tendrá que tomar medidas consistentes para permitir que su cuerpo aumente lentamente la preferencia hacia quemar la grasa que tiene en sus células. La mejor manera de que esto suceda es utilizando el *ayuno intermitente*. Recuerde, sin embargo, es un ejercicio metabólico que requiere tiempo y esfuerzo para hacerlo bien.

Cuando los procesos metabólicos y la energía del cuerpo utilizan principalmente las reservas de grasa como energía, esto se denomina **cetosis**. Esto **no debe confundirse con cetoacidosis**; un término comúnmente usado con individuos que son diabéticos tipo I. Para ellos, en lugar de simplemente utilizar las reservas de grasa cuando están en ayunas, pueden comer una comida completa y su cuerpo no producirá la insulina necesaria para digerir la energía, seguirá funcionando en las reservas de grasa.

Como se dijo antes, la transición entre un estado alimentado y un estado de ayuno es un proceso. George Cahill, un científico estadounidense que contribuyó significativamente al avance de la investigación de la diabetes, descubrió que esta transición en realidad ocurre en 5 etapas diferentes. [4] George Cahill documentó esta información mientras estudiaba cómo el hambre afectaba el metabolismo. [4]

Durante el **ayuno intermitente**, los métodos más utilizados ocurrirán en la etapa 1 y la etapa 2. La etapa 3 solo puede ocurrir después de 16 horas de ayuno. Esta sería la zona de peligro. El punto principal del ayuno intencional es controlar cómo el cuerpo usa la energía previamente almacenada y no morirse de hambre para perder peso y posiblemente dañar la función hormonal.

La fase I es la alimentación: cuando comemos, nuestra azúcar en la sangre (niveles de glucosa) aumentará. Después de esto, nuestros niveles de insulina aumentarán para convertir la glucosa y así obtener energía inmediatamente y / o almacenar el exceso en las células grasas o como glucógeno en el hígado.

La fase II es la etapa posterior a la absorción: aquí es donde comienza a usarse el glucógeno que se había almacenado previamente en el hígado. Después de esto, se utilizará la energía almacenada en las células grasas.

Origen de glucosa en la sangre	Etapa 1 de transición al ayuno	Etapa 2 de transición al ayuno	Etapa 3 de transición al ayuno
Tejidos utilizando glucosa	Todas	Todo excepto el hígado, músculos, niveles inferiores de tejidos adiposos	Todo excepto el hígado, músculos, y niveles insignificantes de tejidos adiposos
Energía para el cerebro	Glucosa	Glucosa	Glucosa

Capítulo 2: Cómo el ayuno intermitente beneficia tu salud

En este momento, tenemos una epidemia mundial de obesidad y diabetes que afecta a nuestra sociedad física, emocional y económicamente. Según la OMS, aproximadamente 2.8 millones de personas en todo el mundo mueren cada año a causa de enfermedades relacionadas con la obesidad. Esto no solo significa una muerte temprana, sino que también puede significar una lucha de por vida. Problemas como la diabetes, la cardiopatía isquémica, ciertos tipos de cáncer y una variedad de problemas de salud pueden atribuirse a la obesidad. (5) Algunas personas desafortunadas pueden haber nacido con predisposición a estas enfermedades; sin embargo, una gran mayoría puede atribuirse a hábitos alimenticios. Comer alimentos altamente procesados llenos de **grasas saturadas** y **colesterol LDL** durante todo el día y mantener el estado de un cuerpo "alimentado" es un factor clave que contribuye a la obesidad. Cuando comes de esta manera, además de formar una adicción mitocondrial a medida que sus niveles de insulina aumentan constantemente durante el día, también puede generarte obstrucción de las arterias, daño cerebral y sustancias que causan cáncer.

Entonces, ¿cómo ayuda el ayuno intermitente con todo esto? Primero cubriremos los beneficios de salud física y luego pasaremos a los beneficios mentales. Un ejemplo de un beneficio es la pérdida de peso saludable. Comencemos con la Diabetes. Alguien tiene diabetes cuando su cuerpo no produce suficiente insulina y / o las células de su cuerpo no saben cómo reaccionar a la insulina. Esta insuficiencia de insulina puede dejar a las personas con niveles de glucosa peligrosamente altos en la sangre. El ayuno intermitente le permite controlar mejor los niveles de insulina. El World Journal of Diabetes (Diario mundial de la diabetes) descubrió que el ayuno intermitente de forma regular ayudó a reducir los picos de glucosa después de las comidas. Las personas con diabetes también deben tomar precauciones adicionales para mantener niveles de glucosa más estables, nutrición y mantener la suficiencia calórica.

Pérdida de peso saludable

Uno de los beneficios más conocidos del ayuno intermitente es la **pérdida de peso saludable**. Con esta pérdida de peso también vienen mejoras en su salud cardiovascular y su salud intestinal. La pérdida de peso será casi inmediata una vez que comience a practicar un régimen de ayuno periódico debido a la ingesta de pocas calorías. Discutiremos más sobre la ingesta calórica más adelante. En una revisión sistemática de 40 estudios únicos de ayuno intermitente, la pérdida de peso promedio registrada fue de 7-11 libras durante 10 semanas. [2] Considere que los participantes variaron en tamaños desde delgados hasta obesos. Las personas más delgadas generalmente experimentarán una pérdida de peso menos drástica en comparación con sus contrapartes más grandes. Perder el exceso de peso también conlleva a más beneficios para su sistema cardiovascular. Se ha descubierto que condiciones como la hipertensión, que son tres veces más frecuentes en personas obesas, y la insuficiencia cardíaca congestiva, tienen una correlación directa con el sobrepeso y la obesidad.

Según la American Heart Association (asociación americana del corazón), para los pacientes que experimentan estos problemas, "las reducciones de peso mejoran drásticamente la función ventricular y la oxigenación". Sin embargo, no se trata solo del corazón; tu intestino también se beneficiará. Nuestro intestino es en realidad mucho más complejo de lo que puedes imaginar. En cada intestino humano, viven miles de especies como bacterias, virus, hongos y amebas. Estos microbios en realidad pueden alterar la forma en que metabolizamos nuestros alimentos e incluso alteran la forma en que le dicen a nuestro cuerpo cuándo debería sentir hambre. Estas comunidades complejas de microbios cambian con el tiempo y pueden verse directamente afectadas por el entorno al que están sujetas. En 2017, un estudio sobre el metabolismo celular encontró que hubo un aumento en los productos de fermentación de acetato y lactato que ayudan a las células grasas a producir más mitocondrias. El aumento de las mitocondrias de estas células significa que la grasa almacenada se está utilizando como energía de manera más frecuente. Un beneficio casi garantizado que puede obtener del ayuno intermitente es la pérdida de peso y, por lo tanto, reduce significativamente el riesgo de cualquiera de estos problemas y dolencias.

Piel saludable

Luego está el exterior de su cuerpo, la parte que todos ven todos los días: tu piel. Tu piel puede ser un indicador claro de cómo está su cuerpo en ese momento y puede reflejar cómo ha sido tratada. Estar constantemente alimentado puede poner mucho estrés en su cuerpo, ya que siempre se enfoca en digerir su última comida. El estrés puede representarse a sí mismo de muchas maneras, incluyendo piel con manchas, enrojecimiento, inflamación y acné. Junto con una dieta alta en grasas saturadas y aceites procesados, serías afortunada de no mostrar ningún signo. El ayuno intermitente no solo le permite a tu cuerpo digerir completamente los alimentos y luego enfocarse en funcionar de manera óptima, sino que también aumenta la cantidad de agua que beberá. Las mujeres necesitan más agua debido al estrógeno y la progesterona que reducen los volúmenes de plasma sanguíneo y, a su vez, pueden provocar fatiga o deshidratación más rápidamente. Mientras ayunas de forma intermitente, beberás mucha más agua durante la semana, lo que viene con una gran cantidad de beneficios para la piel y el resto de tu cuerpo.

Cuando tu cuerpo digiere en un estado alimentado, también se encuentra en un estado **parasimpático** a través de tu sistema nervioso. Tu sistema nervioso tiene dos estados, simpático y parasimpático. El sistema nervioso simpático está activo cuando está en modo de "lucha o huida", básicamente, cada vez que utiliza activamente sus músculos esqueléticos. El estado parasimpático es cuando estás en un modo de "descanso y digestión" y la energía de tu cuerpo se dirige hacia el funcionamiento interno de los órganos digestivos. Mantenerse continuamente alimentado y parasimpático puede provocar efectos negativos en su estado de ánimo, motivación, salud cerebral y sueño. Los estudios realizados por la Universidad de Virginia concluyeron que la FI constante [podría] mejorar las funciones cognitivas y las estructuras cerebrales.

Mejor calidad de sueno

El ayuno intermitente también puede mejorar tus patrones de sueño. Sin embargo, ¿alguna vez has intentado dormir con el estómago vacío? Es difícil, ¿no es así? Esto se debe a que la mayoría de nosotros estamos tan acostumbrados a estar en ese estado alimentado con el estómago lleno, y nuestros sistemas dependen literalmente de la energía de los alimentos que ingresan al cuerpo. Sin embargo, después del período de ajuste inicial, el ayuno ha demostrado que puede mejorar la calidad del sueño en una variedad de estudios. Un grupo de investigadores y expertos en el Departamento de Medicina Interna de Kliniken Essen Mitte en Alemania llevó a cabo un estudio piloto abierto que pudo llegar a esta conclusión. Las perturbaciones en los patrones de sueño se reducen, por lo tanto, los descansos nocturnos son pacíficos e ininterrumpidos. El ayuno de una semana de duración ayudó a esto y, en efecto, los niveles de energía y la fuerza de estas personas que pertenecen a los niveles normales de IMC (Índice de Masa Corporal) son mejores que nunca en sus actividades cotidianas. Lo que es particularmente útil sobre este estudio es que el 92% de los sujetos de prueba eran mujeres. Midieron los patrones de sueño de estas mujeres mediante la polisomnografía.

La polisomnografía es un método ampliamente utilizado para diagnosticar trastornos del sueño y monitorear los patrones de este. Se realiza midiendo las ondas cerebrales, los niveles de oxígeno, las contracciones oculares y faciales, los latidos del corazón, los patrones de respiración y cualquier movimiento muscular del sujeto mientras duerme. Una vez que se recupere durante el período de ajuste, puede esperar ver mejoras en su estado de ánimo y energía matutinos. También es importante tener en cuenta los hallazgos en personas obesas. Una teoría es que la práctica del ayuno periódico o intermitente desencadenó la pérdida de peso, redujo el estrés en el cuerpo al combatir constantemente los picos de glucosa y permitió que el sistema nervioso parasimpático de las personas diese todas las funciones para obtener un descanso adecuado para el cuerpo, en lugar de digerir comida y ajustar los niveles de azúcar en la sangre durante su sueño.

El ayuno intermitente viene con muchos beneficios y reduce el riesgo de tantas enfermedades, pero no debe tomarse a la ligera. Si se hace mal, puedes perjudicarte, por lo que debes tomar las precauciones adecuadas al decidir ayunar. También debes considerar tu entorno personal. Sin embargo, si crees que estás listo, ¡es hora de elegir un método y hacerlo tuyo!

¿Qué mujeres deben evitar o tener más cuidado con el ayuno intermitente?

Dependiendo de la etapa de la vida en la que se encuentre y sus circunstancias, cualquier forma de ayuno intermitente podría no ser adecuada para ti. No se recomienda ninguna forma de ayuno si estás dando de lactar o estás embarazada. Cuando estás embarazada, la comida que consumirás es para dos personas y el ayuno puede causar un alto riesgo potencial para el feto. El desarrollo fetal saludable depende de una amplia gama de hormonas y sus procesos pueden depender en gran medida del funcionamiento de las partes del cerebro y de las hormonas. Estas glándulas hormonales se verán afectadas directamente durante un ayuno debido a los niveles inevitablemente más bajos de insulina que tendrá. El ayuno intermitente puede afectar a cada mujer de manera diferente, pero los efectos adversos a corto plazo son relativamente benignos. Cuando estás embarazada, esos efectos adversos a corto plazo pueden ser mortales para el feto y potencialmente dañinos de forma permanente.

Las mujeres que son diabéticas o que han sido diagnosticadas previamente con síndrome metabólico deberán tener mucho cuidado al ayunar de forma intermitente. Las enfermedades como el síndrome metabólico, cuando el metabolismo de su cuerpo está en mal estado de una forma u otra, están enraizadas en cómo la insulina actúa en su cuerpo y la insulina es la hormona más importante afectada por cualquier régimen de ayuno.

Beneficios del ayuno intermitente para mujeres (Guía rápida)

Manejo de la Diabetes

El ayuno intermitente te permite tener el control de los niveles de insulina y reduce los altos y bajos que trae consigo esta enfermedad.

Déjalos crecer

Estudios han demostrado que, en periodos de ayuno, los microbios de tu sistema digestivo producen mayores cantidades de mitocondrias.

Riesgo de cáncer reducido

Un bajo nivel de calorías mientras que practicas el ayuno intermitente muestra un riesgo reducido muy significante hacia la obesidad

Piel hermosa

No solo por tomar más agua e hidratarte mejor si no que reduce tus niveles de estrés,

Duerme como un bebe

Muchos estudios muestran que incluso los atletas profesionales se desenvuelven óptimamente durante largos periodos de ayuno

Pierde algo de peso extra

El ayuno intermitente reduce tu ingesta calórica y se enfoca en utilizar la grasa almacenada como energía en vez de la glucosa

Chica feliz

Permitiendo que tu cuerpo entre en estado de ayuno genera una producción de dopamina más efectiva

Salud cardiovascular

Debido a la pérdida de peso inevitable, tu riesgo de falla cardiovascular o hipertensión se reducen drásticamente.

Capítulo 3: Como mujer, ¿qué puedo esperar de mis hormonas cuando reaccionan al ayuno intermitente?

Hormonas: nos hacen quienes somos, aunque a veces nos muestren como personas que no somos. Las hormonas en el cuerpo humano tienen un impacto masivo en cada función que puedas pensar. Esto es muy cierto para las mujeres. Digo esto porque su ingesta calórica y nutricional puede tener influencias directas sobre las hormonas involucradas en procesos importantes como la ovulación. Algunas mujeres han reportado períodos menstruales faltantes, han desarrollado problemas de estrés metabólico e incluso menopausia de inicio temprano. [6]

Por esa razón es tan importante elegir con mucha cautela su método o variación de ayuno intermitente y sus planes para ver lo que necesitarás. Un método que sin duda será de tu interés es el método de ayuno "Crescendo", que analizaremos en el Capítulo 5. Los cuerpos de las mujeres son mucho más sensibles a los desequilibrios hormonales por varias razones. (6) Esto no es algo negativo; no, esta es la Madre Naturaleza solo haciendo su trabajo para proteger la existencia de futuros hijos. Cuando su cuerpo siente que está entrando en un estado de hambre, comienza un proceso hormonal.

Primero, debes saber cómo funcionan tus hormonas. Tanto en mujeres como en hombres, las hormonas están controladas por la cooperación de tres glándulas endocrinas. Estas son: el hipotálamo, la glándula pituitaria y las gónadas. Su hipotálamo, su cerebro, liberará una hormona específica que luego creará una reacción en cadena de eventos en todo su cuerpo que finalmente afectarán dos hormonas muy importantes: El estrógeno y la progesterona. Estas dos son muy importantes, estoy seguro de que has escuchado de ellas. Ambos desempeñan papeles vitales en el desarrollo femenino, pero también son necesarios para producir un óvulo maduro, en el proceso conocido como ovulación, y también se encuentran en partes fundamentales durante todo el embarazo.

Entonces, ¿cómo afecta el ayuno a este proceso? Bueno, la GnRH que libera tu hipotálamo en realidad ha demostrado ser sensible a los factores ambientales. Si este fuera el caso, arruinaría todo el sistema hormonal si lo cambiamos de golpe. Al mismo tiempo, la sensibilidad también variaría de persona a persona y esto podría ser la explicación a los casos reportados de períodos menstruales no existentes y la aparición de menopausias tempranas. Tu tiroides también es una parte crucial de los procesos hormonales, pero lo cubriremos en la sección del Capítulo 6 "Hambre psicológica vs. Hambre fisiológica".

Resistencia a la insulina

Como ya sabes, tu insulina también es otra hormona importante afectada por el ayuno intermitente. Lo consigues regulando tu consumo de energía y, por lo tanto, tu nivel de azúcar en la sangre. Esto se realiza de manera metódica y periódica a lo largo del tiempo con el objetivo de **disminuir la resistencia a la insulina.** Esta resistencia dificulta y ni siquiera permite que las células de nuestro cuerpo reconozcan o interactúen con la insulina en el torrente sanguíneo. Cuando comemos, el azúcar en la sangre aumenta, luego se libera insulina en nuestro torrente sanguíneo, los azúcares que acaba de comer se almacenan como glucógeno en el hígado o las células musculares y grasas.

Entonces, ¿cómo se desarrolla resistencia a la insulina? Los principales contribuyentes al desarrollo de resistencia a la insulina son el exceso de grasa abdominal, falta de ejercicio y actividad física. No solo desarrollas resistencia a la insulina después de un excesivo fin de semana de Doritos, Oreos y Netflix. Sin embargo, la resistencia a la insulina se desarrolla durante un período prolongado de tiempo. Ni siquiera notará los problemas conscientemente a medida que estos se desarrollen, pero su cuerpo seguirá luchando. A medida que sus células se vuelven cada vez más resistentes a la insulina, su páncreas producirá más. Si nada cambia, las células se volverán aún más resistentes y el páncreas se verá obligado a producir aún más insulina. Esto sobrecarga completamente las células pancreáticas y, eventualmente, comenzará a ver su aumento promedio de azúcar en la sangre. Esto sucede cuando hay una alarma de preocupación porque ahora correría el riesgo de prediabetes o diabetes tipo 2 o incluso algo llamado enfermedad del hígado graso no alcohólico que a su vez aumenta su riesgo significativamente para cualquier otro daño hepático permanente e incluso un mayor riesgo de enfermedad cardíaca. (19)

Existe un esquema para graficar todo este proceso:

- Te alimentas
- El azúcar en tu sangre se eleva y creas insulina
- Las células comienzan a resistir la insulina
- El azúcar se conserva como grasa en vez de ser utilizada como energía inmediatamente
- Te sientes cansado, lento y hambriento luego de un rato

- Nuevamente vuelves a alimentarte (y se repite el ciclo)

La insulina juega un papel vital en las funciones corporales de las mujeres, por lo que querrás asegurarte de no experimentar ningún síntoma de resistencia a la insulina antes de que se desarrolle algo que no sea tan bueno. Según los expertos del Instituto Nacional de Diabetes que estudiaron la prediabetes y la resistencia a la insulina, encontraron síntomas comunes que pueden ayudarte a identificar posibles problemas desde el principio. Algunos de los síntomas del desarrollo de resistencia a la insulina son los siguientes:

- Hipertensión arterial y azúcar
- Cintura grande
  - o Para las mujeres promedio, esto es más de 35 pulgadas a menos que sea de ascendencia china, del sur de Asia o japonesa, entonces su número es de 31.5 pulgadas.
- Bajos niveles de colesterol bueno

Si se deja de lado la resistencia a la insulina, puede correr un riesgo significativamente mayor de contraer una variedad de enfermedades como el cáncer de vejiga, cuello uterino, útero, páncreas y colon. (21)

Sensibilidad a la Insulina

Parte del objetivo con el ayuno intermitente es aumentar su sensibilidad a la insulina al reducir el número y la frecuencia de los picos de glucosa que tiene en un día. Las mujeres que son naturalmente sensibles a la insulina tienen una ventaja porque sus cuerpos no necesitan tanta insulina para regular y dirigir la glucosa. La mayoría de las mujeres que son sensibles a la insulina en realidad adquirieron esa característica a través de sus genes, pero aún es posible conseguir un cambio si no naciste de esa manera. A través del ejercicio, los patrones de sueño y especialmente la dieta, podemos cambiar gradualmente para mejorar nuestros procesos de insulina, al igual que nuestro proceso hormonal.

Es por eso por lo que la nutrición jugará un papel clave en la práctica de cualquier método de manera segura y adecuada. La nutrición puede parecer un tema desalentador con mucha información para asimilar, pero realmente no tiene por qué serlo. Descúbrelo en el próximo capítulo.

Capítulo 4: Nutrición y ayuno intermitente

Me gusta pensar en la nutrición como el proceso de obtener la cantidad y calidad correcta de alimentos para mantener un cuerpo sano. Desempeña un papel clave en el cuerpo incluso antes de que hubieses nacido. La nutrición de tu madre durante el embarazo afecta cómo te desarrollaste cuando eras un feto. Avanzamos por 9 meses más y la nutrición de tu infancia y adolescencia afectó la forma en que se desarrollaron su cerebro, cuerpo y procesos hormonales. Hasta este día, las tendencias en los alimentos que consumes diariamente aparecerán a través de tus cambios en tu cuerpo. Teniendo esto en cuenta, habrá muchas cosas que debes saber sobre ti misma cuando planifiques su propia dieta. ¿Eres diabético? ¿Tienes un problema de tiroides preexistente? ¿Eres celíaco y por lo tanto no hay gluten? Antes de planificar, debes conocer los conceptos básicos de cómo funciona la nutrición por sí misma, cómo calcular lo que necesitará, cómo rastrearlo a diario o incluso en general, y las cosas que debe evitar.

Calorías, proteínas, carbohidratos, grasas y vitaminas / minerales, estos son los seis nutrientes principales que necesitas saber para hacer un seguimiento adecuado de tu nutrición.

Calorías

Esto es lo más importante que debe tener en cuenta durante cualquier tipo de dieta. Las calorías son nuestra forma de medir el consumo de energía de los alimentos que comemos. Específicamente, una caloría es lo que se necesita para elevar la temperatura de un kilogramo de agua en un grado Centígrado. Más calorías equivalen a más energía consumida. Contrariamente a un mito, no hay alimentos "negativos" en calorías, lo que significa que no hay alimentos que queman calorías a medida que los consume. Sí, incluso el apio. Esto puede sonar confuso, pero no se preocupe, no tiene que ser consciente de los "efectos térmicos" en ningún momento de su vida. Esto es solo para ayudarlo a comprender mejor cómo todos los alimentos que consume le proporcionan energía de una forma u otra. Las calorías y la cantidad que consumes en comparación con la cantidad que quemas también son la base de la pérdida de peso. Un excedente calórico generalmente conducirá a un aumento de peso y un déficit calórico generalmente conducirá a una pérdida de peso.

Las calorías son **lo más importante** que se debe observar durante cualquier tipo de dieta porque si consumes suficientes calorías, es muy probable que hayas consumido cantidades suficientes de la mayoría de los nutrientes necesarios. En cuanto a la pérdida de peso, las calorías también son extremadamente importantes. Puedes atribuir cualquier aumento de peso a un excedente calórico, lo que significa que consumes más calorías de las que quemas. Lo mismo ocurre de la otra manera, si consumes menos calorías de las que quemas, tendrás un déficit calórico y, por lo tanto, perderás peso. Es decir, con una dieta razonablemente diversa que contenga variedades de alimentos. Por lo tanto, si sientes que rastrear todos sus nutrientes es una tarea demasiado complicada, simplemente puedes guiarte hacia un objetivo diario / semanal de un número determinado de calorías, al menos para comenzar.

Según el Departamento de Agricultura de EE. UU., Las mujeres de 17 a 25 años necesitan aproximadamente 2,000-2,400 calorías, las mujeres que tienen entre 26 y 50 años necesitarán aproximadamente 1,800-2,200 calorías por día y las mujeres mayores de 50, 1,600- 2,000 calorías. Ten en cuenta que estos números fueron calcularon basándose en un requerimiento de energía estimado y, por lo tanto, es una representación simplificada en gran medida de cuáles podrían ser los valores reales. Por ejemplo, clasifican a una persona activa como alguien que "camina 3 millas por día a una velocidad de 3 a 4 millas por hora". Solo se necesitan 30 minutos de caminata a paso ligero, alrededor de 4 mph, para quemar 200 calorías si eres una mujer de 175 libras. Esta también es una estimación muy básica, pero puede darte una idea sobre los niveles de consumo de energía en tus actividades diarias.

Obviamente, mientras estas en ayunas de manera intermitente, reducirás significativamente tu aporte de energía. Esta es la razón por la que debes prestar más atención a las calorías que consumes. No todas las calorías son iguales, y los alimentos que consumes, a su vez, te traerán diferentes tipos de energía. Las calorías que obtienes de una lata de coca cola son aproximadamente 142 calorías, pero prácticamente no aportan valor nutricional y solo te inyectan 39 gramos de azúcar. El consumo de estas calorías "vacías" produce sensaciones artificiales de saciedad junto con el estimulante y adictivo jarabe de maíz con alto contenido de fructosa, que a su vez se suma a los niveles altos de glucosa de la dieta promedio de todo el día. Por otro lado, 142 calorías de calorías de leche de soya sin azúcar le darían aproximadamente 14 gramos de proteína, 4 gramos de grasas saludables, cero colesterol, bajo nivel de sodio y todo con solo 2 gramos de azúcar.

La cantidad de calorías que necesitarás dependerá de una variedad de factores: tu estatura, peso, tendencias metabólicas y, lo más importante, tu estilo de vida.

Proteína

La proteína es el santo grial de la construcción muscular y el rendimiento de los atletas. Las moléculas de proteínas también se conocen como polipéptidos. Estos están compuestos por más de 20 aminoácidos diferentes. Cada proteína tendrá una combinación única de estos aminoácidos y, a su vez, proporcionará diferentes beneficios. Contrariamente a un mito popular ideado en los años 60, no hay fuentes incompletas de proteínas en los alimentos que compramos. Por ejemplo, 100 gramos de frijoles rojos oscuros pueden contener 24-28 gramos de proteína, no 24-28 medios gramos. (9) Teniendo esto en cuenta, todavía hay ocho aminoácidos esenciales que necesitamos consumir, ya que no podemos producirlos nosotros mismos. Estos son los siguientes:

- Isoleucina
- Leucina
- Lisina
- Metionina
- Fenilalanina
- Treonina

- Triptófano
- Valina

Cada uno de estos desempeña un papel diferente en cosas como la reparación muscular u otras funciones corporales. No hay necesidad de preocuparse por obtener cantidades adecuadas de estos a menos que seas un culturista o tengas alguna condición especial. Si estuvieras comiendo una dieta basada en plantas bien planificada, sería más raro que carezcas de una de estas durante un período significativo. Cada gramo de proteína tiene aproximadamente 4 calorías. El cuerpo necesita mucha más energía para digerir las proteínas. Esto se conoce como el costo de la energía. Sin embargo, el costo energético de la proteína todavía no va a superar la energía que puede proporcionar. Si crees que comer solo proteínas quemará calorías, no lo hará. Solo causará problemas metabólicos, estrés y daño hepático, así como otros problemas digestivos.

A muchos de nosotros se nos enseña que para obtener suficiente proteína necesitamos comer toneladas de carne y lácteos porque estas son las mejores fuentes para ellos. Esto es de hecho inexacto. La proteína se encuentra realmente en muchos productos vegetales que también vienen con una variedad de cualidades nutricionalmente beneficiosas y sin todas las grasas saturadas y el colesterol. Según la OMS, las carnes procesadas son carcinógenos de clase 1 que se encuentran en la misma categoría que fumar. Aprenderemos más sobre los peligros de las grasas saturadas más adelante. De hecho, si realmente deseas aumentar tu sensibilidad a la insulina mientras ayunas, una dieta vegana es una excelente manera de hacerlo. (8) La American Diabetics Association ha concluido que una dieta vegana es apropiada y completamente adecuada para todas las etapas de la vida: la infancia, la adolescencia, el embarazo y el desarrollo fetal. (8) Las fuentes veganas de proteínas se pueden encontrar en una amplia variedad de alimentos que pueden hacer una combinación interminable de sabores y diferentes recetas; después de todo, hay más de 39,000 especies diferentes de plantas conocidas a nivel mundial. Echa un vistazo a la lista a continuación para ver algunas increíbles fuentes de proteínas a base de plantas. ¿Por qué consumir productos que son nutricionalmente menos eficientes y a un mayor costo para su billetera y, lo que es más importante, su salud?

Comida y cantidad proteica cada 100 gramos:

- Frejoles

  28 gramos de proteína

- Lentejas

  9 gramos de proteína

- Quinua

10-13 gramos de proteína

- Pasta de trigo
  15-25 gramos de proteína

- Nueces (almendras)
  21 gramos de proteína

- Semillas de chía
  22 gramos de proteína

- Tofu
  10 gramos de proteína

Entonces, ¿cuánta proteína necesitas diariamente? Bueno, eso depende, al igual que las calorías, de una amplia variedad de factores. Puedes calcular algo llamado Cantidad Dietética Recomendada (RDA), que le puede decir cuánta proteína necesitas como MÍNIMO para que no te enfermes. Esto también solo calculará la dosis diaria recomendada de una mujer que es sedentaria. Cuanta más actividad física, especialmente entrenamiento de fuerza y / o resistencia, más proteínas necesitará. Puede calcular su RDA con la siguiente fórmula:

1) multiplica tu peso en libras por 0.36

2) Multiplica ahora ese número (que es tu peso en kilogramos) por 0.8

3) Ese es el valor en gramos que debes de consumir para para no enfermarte.

Recuerda **no** usar esto como una recomendación diaria, sino solo para tener una idea de cuánta proteína necesita el cuerpo femenino para funcionar.

Carbohidratos (Carbo)

Los carbohidratos vienen en todas las formas y tamaños, pero todos ellos son formas de azúcares. Son una fuente de energía vital para todos los humanos, pero consumirlos en exceso puede causar problemas de peso, homeostasis hormonal y otros problemas de salud. Los tipos de carbohidratos que debes tener en cuenta son monosacáridos, disacáridos y polisacáridos sin almidón / almidón (fibra dietética). Cada carbohidrato tiene aproximadamente 4 calorías. Sin embargo, puedes pensar en "carbohidratos simples" y "carbohidratos complejos".

Los almidones y azúcares son las fuentes de energía de los alimentos. Estos son las cosas que su cuerpo usa en forma de glucosa y glucógeno cuando se dirigen al hígado, los músculos y las células grasas para su almacenamiento. Podría considerar los monosacáridos como azúcar "buena", que proporciona energía de calidad y que se puede encontrar en alimentos de calidad. Los monosacáridos incluyen glucosa y fructosa. Estos se encuentran en cosas como verduras, frutas, así como en jarabes de glucosa-fructosa artificiales. Todos estos varían en dulzura dependiendo del monosacárido individual. Son absorbidos por el cuerpo sin la necesidad de procesos digestivos adicionales. Debido a que los órganos como el cerebro o los glóbulos rojos no pueden usar grasas y proteínas como energía, debe existir un nivel de glucosa de referencia y para las mujeres, esto es aproximadamente 130 gramos por día. (10) El azúcar de mesa sería un disacárido. (10) Los disacáridos, a diferencia de los monosacáridos que son directamente absorbidos por el intestino delgado, deben descomponerse mediante enzimas digestivas antes de ingresar al torrente sanguíneo como glucosa. Luego están los polisacáridos, que se encuentran en cosas como raíces vegetales y granos. Estos también requieren más procesos digestivos para que puedan ser utilizados como energía, pero una vez convertidos en glucosa proporcionan energía duradera y estable.

Ya sea que esté en ayunas o no, su dieta debe incluir una combinación de monosacáridos y polisacáridos en cantidades mayores que los disacáridos. En pocas palabras, coma más frutas y verduras tal como dijo mamá. Las frutas son fuentes increíbles de monosacáridos y específicamente de fructosa, puedes saborearlas a través de la dulzura de la fruta, pero los polisacáridos generalmente se combinan con ingredientes más densos en calorías como las papas y el ñame. (11)

Familia de los carbohidratos

Tipos de monosacáridos

Fructosa

*   frutas, vegetales y miel
*   También derivan de la digestión de la sucrosa

Glucosa

*   Pequeñas cantidades en algunas frutas, vegetales y miel
*   Comidas procesadas
*   Vienen de la digestión y conversión de otros carbohidratos

Galactosa

*   Digestión de la lactosa

Tipos de disacáridos

Sucrosa

*   Derivan del azúcar de caña
*   Tubérculos dulces como la beterraga y la zanahoria
*   Azúcar de mesa, productos manufacturados

Maltosa

*   Malta y cebada
*   Extracto de malta
*   Cerveza

Lactosa

*   Leche

- Productos derivados de la leche

Tipos de polisacáridos

Almidón

- Cereales
- Patatas
- Pequeños montos de otros tubérculos y frutas

Polisacáridos sin almidón

- Vegetales y frutas
- Granos enteros
- lentejas, frijoles, etc.

Ahora sé que muchos de ustedes probablemente han escuchado reglas extrañas sobre qué horas del día, cuándo y cuándo no comer carbohidratos. Lo creas o no, puede haber algo de cierto en estas afirmaciones. Según la hora del día y el tipo de actividades que realices, los carbohidratos pueden marcar una gran diferencia. Después de una sesión de ejercicio real, por ejemplo, los estudios publicados en el Journal of the International Society of Sports Nutrition encontraron que comer dentro de las 2 horas duplicaba la cantidad de almacenamiento de glucógeno en los músculos. Después de la marca de 2 horas, la cantidad de energía que se almacena lejos de su próxima comida se reduce en un 50%. [12] ¿Qué podemos sacar de estos hallazgos? Bueno, si tu mayor interés es reducir la cantidad de energía que consumes que se almacena, luego de un entrenamiento, sería mejor abstenerse de comer durante dos horas adicionales. Por supuesto, en este período, querrás beber toneladas de agua para mantenerte lleno, pero principalmente, para mantenerte hidratado. ¿Sabías que las mujeres realmente se calientan más que sus contrapartes masculinas durante el ejercicio? Esto probablemente se deba a los niveles más altos de volumen de sangre que las mujeres tienen naturalmente. (13)

Durante la fase premenstrual de su ciclo, experimentarás un nivel significativamente más alto de estrógeno y progesterona. ¿Recuerdas esas hormonas? ¡Cuando están en niveles altos, pueden reducir la cantidad total de sangre en su cuerpo en un 8%! Las mujeres que toman cualquier tipo de anticonceptivo químico también pueden ver niveles significativamente más altos de estrógeno y progesterona. (13) Puede aumentar su nivel sanguíneo total si permanece bebiendo agua durante todo el día, especialmente en esta fase de su ciclo. El ejercicio será un factor crucial en cualquier viaje hacia la pérdida de peso, así como en la planificación adecuada de un régimen de ayuno intermitente. En el próximo capítulo, profundizaremos el conocimiento necesario para planificar su régimen de ayuno intermitente único. ¡Emocionante!

El tema de los carbohidratos puede ser mucho para asimilar con todo lo que acabamos de cubrir, pero seguirá siendo importante para alimentar tu mente. Sin embargo, a diario, se recomienda no preocuparse por estos detalles y simplificarlos. Puede pensar en los monosacáridos, como frutas y verduras, como "azúcares simples", y los alimentos más resistentes como las papas y la pasta integral como "carbohidratos complejos". Ambos tienen sus beneficios, pero el momento será clave al elegir cuándo comer. Consulte la tabla anterior para ver cómo se correlacionan el ejercicio y el tiempo de alimentación cuando se busca la pérdida de peso.

- Lo que sucede de 0-2 horas luego del ejercicio
- La máxima cantidad de glucógeno se mantiene en tus músculos y luego en las células de grasa en el hígado para utilizarlas luego

Esto es beneficioso para ganar peso y recuperar el musculo especialmente luego de un vigoroso entrenamiento. Los suplementos que contienen aminoácidos sin azúcar y calorías pueden ser consumidos para reducir la fatiga muscular sin consumir exceso de glucosa.

- Luego de 2 horas de ejercicio
- 50% menos de glucógeno almacenado
- Esto es beneficioso para la pérdida de peso y permite naturalmente que tu cuerpo dirija la energía que usaste anteriormente para almacenar glucógeno en el hígado, músculos y grasa.

Grasas

¡Déjanos comer grasas! A pesar de la mala reputación que ha adquirido la grasa a lo largo de los años, es un componente esencial en una dieta saludable y juega un papel crucial en las funciones corporales, como los procesos hormonales. Como mujer, llevas alrededor del 6-11% más de grasa que tus contrapartes masculinas y tu cuerpo es mucho más eficiente para almacenar grasas. Este proceso de precaución natural, sin embargo, sucede para proteger los órganos reproductivos vitales, así como el posible desarrollo fetal, incluso si no estás embarazada. Si todavía fuéramos cazadores-recolectores como solían ser todos los humanos, esto no sería un problema. Sin embargo, en la sociedad actual, especialmente en la sociedad occidental, la dieta mayormente consiste en alimentos ricos en calorías que contienen grandes cantidades de grasas buenas y en su mayoría malas. Un gramo de grasa contiene aproximadamente 9 calorías. Multiplique esto por las 3-6 comidas que come el occidental promedio por día y obtendrá niveles peligrosamente altos. Los estudios han demostrado el hecho de que el norteamericano promedio tiene cúmulos de grasa en sus arterias a la edad de 10 años. Por lo tanto, debido a que su cuerpo ha evolucionado para almacenar este macronutriente, puede significar una receta para el desastre.

Por otro lado, las mujeres que les falta grasa debido al exceso de dieta, ejercicio, trastornos alimenticios u otras circunstancias pueden encontrarse con muchos problemas. Un estudio realizado en Harvard Cambridge encontró que la grasa corporal tiene una influencia directa en la reproducción femenina. Las mujeres con bajo peso por períodos más largos pueden tener un efecto drástico en la función cerebral. La parte de su cerebro responsable de la producción de hormonas puede volverse menos eficiente y dañada. Esto puede llevarlas a tener los mismos niveles de estrógeno que una niña que aún no ha pasado por la pubertad. También descubrieron que en niñas y mujeres que han superado, o están por debajo de un peso saludable para su rango de edad pueden tener una amplia gama de problemas hormonales. Este tipo de daños al sistema reproductivo femenino tienen el potencial de ser permanentes y potencialmente mortales en el futuro. Es por eso que es extremadamente importante mantener un equilibrio saludable de grasas en su dieta, e idealmente solo grasas buenas.

Así como no todos los carbohidratos son iguales, también hay diferentes tipos de grasas. Hay cuatro tipos diferentes de grasas en nuestra dieta: grasas saturadas, grasas monoinsaturadas, grasas poliinsaturadas y grasas trans. Es importante saber la diferencia entre estos porque todos tienen aspectos significativamente diferentes que te afectarán como mujer.

A lo largo de esta próxima sección, puede ver que le recomiendo una dieta vegetariana o vegana. Sin duda, comer de esta manera eliminará algunas de las cosas más dañinas que probablemente consumas, pero al mismo tiempo la moderación es un gran primer paso. No querrás vivir una vida donde te sientas atrapado diariamente por tus reglas autoimpuestas. Esa no es forma de vivir. Por otro lado, las nuevas formas de comer siempre requerirán un esfuerzo para acostumbrarse y moderar el consumo de productos poco saludables. Esto puede ser un gran primer paso. Por ejemplo, al principio podrías probar algo como comidas sin carne cada dos días o simplemente reemplazar tu leche con leche de almendras. Incluso puedes comprar ambos y mezclarlos para acostumbrarte lentamente a la diferencia si crees que eso te ayudará. Cada persona es diferente y es importante ser consciente de sí mismo y tener el objetivo de vivir una vida mejor, al final tenemos solo una.

Grasas Saturadas: Grasas Malas

Esta grasa se encuentra principalmente en productos de origen animal, especialmente carne y lácteos, con la excepción de algunos aceites de origen vegetal. Generalmente es sólido a temperatura ambiente y termina solidificándose después de que lo absorbe. Saturado se solidifica en las paredes de las arterias, lo que restringe y eventualmente bloquea el flujo sanguíneo, lo que puede causar un ataque cardíaco o un derrame cerebral. La grasa saturada no juega ningún papel beneficioso en su salud.

De hecho, te perjudica de muchas maneras. La American Heart Association ha adoptado la postura de que las grasas saturadas y el colesterol en la dieta están directamente relacionados con la enfermedad cardíaca, la principal causa de muerte en todo el mundo. En lo que respecta a la obesidad y la diabetes, se ha relacionado claramente con una mayor resistencia a la insulina al tiempo que aumenta los niveles de colesterol LDL, que también contribuyen a obstruir las arterias, lo que lo convierte en un contribuyente clave. (16) La investigación activa también se realiza en este momento sobre los vínculos entre las grasas saturadas, el Alzheimer y la demencia. (17)

Sin embargo, hay buenas noticias. Puedes revertir los cambios que ha causado esta sustancia nociva. Al cambiar a una dieta primaria o completamente a base de plantas, puede revertir los efectos de la enfermedad cardíaca hasta cierto punto. (18) Esto se debe principalmente a la eliminación completa del colesterol malo de la dieta y al reemplazo de grasas saturadas con grasas no saturadas saludables. Simplemente reducir la ingesta de grasas saturadas mostró resultados mínimos en comparación con reemplazarlos con fuentes de origen vegetal. (16)

Grasas monosaturadas y polinsaturadas

Estas son las grasas con las que querrás rodearte. Las grasas no saturadas son líquidas a temperatura ambiente y provienen de plantas, nueces, semillas y algunos aceites. Cuando consumes cantidades adecuadas de grasas insaturadas y poca o ninguna grasa saturada, puede mejorar los niveles de colesterol (reduciendo su LDL), aliviar la inflamación y aumentar la **sensibilidad a la insulina**, así como estabilizar los ritmos cardíacos. Tanto la American Heart Association como Harvard fundaron esta información. (16)

Los ácidos grasos Omega-3 son un tipo crucial de grasa **poliinsaturada** que querrás incluir en tu dieta. Cuando escuchas "omega-3", probablemente pienses inmediatamente que el pescado es una excelente fuente, no te equivocas (22). Sin embargo, esto solo se refiere a la cantidad por porción que puedes obtener. Cada pez no solo contiene mercurio, sino que también viene con una gran cantidad de grasas saturadas y colesterol dañino. En este momento se están realizando importantes investigaciones para ver si es seguro comer pescado después del desastre nuclear de Fukushima en Japón en 2011. (23)

Ácidos grasos de Omega-3 y las mujeres

Estas grasas, sin embargo, vienen con muchos beneficios y especialmente cuando se incluyen en la dieta de alguien que está en ayuno intermitente. Incluso reducen los riesgos de cáncer de seno. (24) Un extenso estudio con más de 3.000 mujeres mostró que el consumo de niveles más altos de ácidos grasos omega-3, particularmente EPA y DHA, "se asociaría con una reducción del 25% en la recurrencia del cáncer de mama". También han demostrado ser muy prometedores. En numerosos estudios pudieron concluir que la utilización regular de estos es realmente efectiva para combatir el dolor menstrual. Aun más efectiva que el ibuprofeno (25).

Si ha estado viviendo tu vida constantemente en un estado alimentado y, a su vez, has estado almacenando glucógeno regularmente, tu hígado probablemente está sobrecargado y lleno de grasa. Cuando hay un exceso de grasa en el hígado durante largos períodos, tienes un riesgo muy alto de desarrollar la enfermedad del hígado graso no alcohólico (NAFLD). Se ha demostrado que el consumo regular de estas grasas reduce no solo la grasa en el hígado y, por lo tanto, reduce el riesgo, sino que también reduce la inflamación y cualquier otra infección que puede estar presente en tu cuerpo.

Sin embargo, ¿por qué estamos promocionando tanto los ácidos grasos omega-3 en un libro sobre el ayuno intermitente para las mujeres? Esto se debe a que en realidad tienen un efecto sobre la resistencia a la insulina y la sensibilidad. Los estudios han demostrado que es un tratamiento efectivo (no cura) para las personas con síndrome metabólico. Sin embargo, si no ha desarrollado problemas como este, consumir estas grasas de manera regular es una manera excelente y fácil de apoyar su sensibilidad a la insulina. La combinación de esto con un régimen de ayuno intermitente te permite no solo controlar la producción de insulina, sino también controlando lo que hay en la energía que realmente consume.

Puede obtener estos ácidos grasos de fuentes limpias, como semillas de lino, nueces y otros frutos secos, así como aceite de canola o de soja. También puede encontrar suplementos de origen vegetal para tomar nuestros omega-3 en forma de píldora.

Grasas Trans

Mientras que las grasas trans, o ácidos grasos trans, se encuentran en una cantidad muy pequeña en la naturaleza, las grasas trans son de hecho **grasas producidas industrialmente**. Las grasas trans son únicas en el sentido de que son grasas "semisólidas" que se obtienen al hidratar parcialmente a nivel molecular una grasa no saturada, generalmente esto se hace con aceite vegetal. Se ha demostrado que estos aceites parcialmente hidratados (PHO) causan aumentos dramáticos en su colesterol LDL (el malo) y, por lo tanto, aumentan el riesgo de enfermedad cardíaca [34]. El descubrimiento de que las grasas hidratantes era posible se produjo en 1890 y, en 1911, ya se estaba utilizando ampliamente en la industria alimentaria. [34] Esto se debió a que las grasas trans son en realidad una versión más estable de las grasas no saturadas, que pueden volverse rancias cuando se exponen a elementos como el calor, el aire y la luz. Por lo tanto, los fabricantes de alimentos podrían esperar márgenes de gran beneficio utilizando el producto. Un producto, en particular, fue asociado con las grasas trans durante mucho: la margarina. La margarina no ganó popularidad debido a la intolerancia a la lactosa, como puede pensar; en realidad se hizo popular en la Segunda Guerra Mundial debido a la necesidad de racionar la mantequilla láctea. Para 1980, los productos como la manteca de cerdo estaban siendo reemplazados a gran escala porque la gente pensaba que las grasas trans eran realmente más saludables. (34) Pues estaban equivocados.

Tú sabes que las grasas saturadas son malas para ti, pero en 1980, cuando prevalecieron los vínculos claros entre el consumo de grasas saturadas y las enfermedades cardíacas, impulsó un gran crecimiento en la utilización de las grasas trans como reemplazo. (34) 10 años después, la evidencia era clara de que traían un riesgo aún mayor de enfermedad cardíaca que las grasas saturadas. Las grasas trans aumentan los niveles de colesterol LDL (colesterol en la dieta) más que las grasas saturadas, aumentan la acumulación de grasa en los vasos sanguíneos y reducen el colesterol HDL. Todas estas consecuencias pueden conducir no solo a enfermedades del corazón, sino también a derrames cerebrales, aterosclerosis y diabetes (debido a su efecto perjudicial sobre las funciones metabólicas del hígado). (34)

Las grasas trans tienen una corta historia oscura en el consumo humano de alimentos. Hoy en día, generalmente se encuentran en productos como pasteles hechos en la tienda, palomitas de maíz para microondas, papas fritas y galletas saladas. (24) Muchos lugares del mundo han prohibido la venta de alimentos que contienen esas grasas. En Canadá, actualmente, los aceites parcialmente hidratados están prohibidos en todo el país (24). Las grasas trans hoy en día se encuentran generalmente en productos como pasteles hechos en tiendas, palomitas de maíz para microondas, papas fritas y galletas saladas. (24)

Tipos de grasa

Saturada

Proviene de grasa y productos animales (leche, yogurt, carnes rojas, mantequilla, chocolate, aceites tropicales, coco, palma)

¿Debemos de comer eso?

- Incrementa el colesterol bueno y el malo
- Puede incrementar riesgo cardiaco
- No comas más de 16-20 gramos por día

Grasas trans

En el proceso de quitarlas del mercado, pero se encuentran en alimentos procesados aquellos que están envasados por mucho tiempo. margarina, aceite hidrogenado.

¿Debemos comer eso?

- Evítalos a toda costa
- Aumentan tu colesterol malo
- Incrementa riesgo cardiaco

Grasas monoinsaturadas

Aceite de oliva, de girasol, cashews, grasa de carne roja, palta, avena, maíz, aceite de nueces

¿Debemos de comer eso?

- Muy recomendado
- Reduce el colesterol malo
- Bajo riesgo de enfermedades cardiacas
- Fuente de vitamina E

Grasas poliinsaturadas

Omega 3

Se encuentra en el "hemp" o cáñamo, aceite de soja, sardinas, salmón, huevo, frijoles, brócoli, fresas

Omega 6

Se encuentra en carne de aves de corral, nueces, cereales, granos enteros, aceite vegetal

¿Debemos de consumir esto?

* Muy recomendado
* Reduce riesgo cardiaco

Vitaminas/Minerales

Las vitaminas y los minerales juegan un papel crucial en la dieta saludable de cualquier persona. Como mujer, hay algunos que querrá tomar medidas adicionales para asegurarse de obtener las cantidades adecuadas. Este es el caso de cosas como el hierro. Especialmente las mujeres con períodos menstruales más pesados tienen un mayor riesgo de deficiencia de hierro. ¡Puedes asegurarte de obtener hierro comiendo muchos vegetales de hojas verdes, cuanto más oscuro y verde mejor, y cocinando tus alimentos en sartenes de hierro fundido!

Si bien las vitaminas juegan un papel muy importante en nuestra dieta, hoy en día es más que fácil asegurarse de que esté obteniendo suficientes. Un suplemento multivitamínico será algo que desee en todos los métodos de ayuno intermitente. Verá más adelante en el rastreador nutricional semanal de muestra que se incluye una columna multivitamínica. Esto es para enfatizar la necesidad de un consumo regular de vitaminas durante cualquier régimen de ayuno.

¿Qué evitar?

Ya hemos tocado ligeramente algunas cosas que debemos evitar, pero se ha extendido y necesitamos profundizar más. Debido a que probablemente consumirá una cantidad limitada de calorías durante el ayuno intermitente, debe intentar que todas las calorías que consuma sean beneficiosas. Por supuesto, todavía es posible consumir un exceso de calorías mientras se practica el ayuno intermitente, pero en general si el tamaño de las porciones se mantiene igual, entrarás en un déficit de calorías. Esto se puede hacer eliminando nutrientes nocivos y fuentes de alimentos de su dieta. Se debe enfatizar la importancia de mantenerse alejado de las grasas saturadas y el colesterol malo. Esto no solo no beneficiará los objetivos de pérdida de peso o aumento de masa magra, sino que también aumentará su riesgo de ataque cardíaco, defecto cardíaco congestivo, accidente cerebrovascular, obesidad, diabetes, posiblemente Alzheimer y demencia. La forma más fácil de hacerlo es eliminar los productos animales de su dieta. La grasa saturada se encuentra solo en la carne y los productos lácteos y el colesterol en la dieta es aún más exclusivo de este grupo.

De hecho, como mujer que practica el ayuno intermitente, lo más probable es que quieras alejarte de los productos lácteos. Todos los productos lácteos contienen hormonas porque provienen de un animal, y estas hormonas tienen el potencial de interrumpir los procesos endocrinos y, por lo tanto, tienen un impacto masivo en todo el cuerpo. Estas hormonas incluyen la progesterona, el estrógeno y los esteroides, que muestran posibles vínculos con el cáncer. (25) En los productos lácteos, la leche contiene la concentración más baja de estas hormonas, seguida del yogur, luego el queso y la mantequilla. Algunas de las alternativas a la leche de vaca son la leche de soya y la leche de almendras. También puede crear una leche de nuez en casa.

Si su objetivo es perder algunas libras, necesitará una dieta más alta en grasas **insaturadas** y proteínas con niveles más bajos de carbohidratos. Al hacerlo, está restringiendo la adición de energía extra en su cuerpo. Durante un ayuno, su cuerpo dependerá de las reservas de grasa hechas previamente como su principal fuente de energía. El consumo de más proteínas y grasas, a su vez, respaldará la capacidad del cuerpo para utilizar las grasas como fuente de energía. Para ser claros, querrás mayores cantidades de grasas **no saturadas**.

También querrás evitar los bocadillos convencionales que son conocidos como bombeadores de glucosa. Cosas como el chocolate tienen grandes cantidades de azúcar que te harán tener picos masivos de glucosa. Cosas como las papas fritas son típicamente extremadamente altas en sal, lo que te deshidrata significativamente, todo lo contrario que quieres que suceda durante el ayuno intermitente. La siguiente lista contiene varias fuentes comunes de las cosas que desea evitar y un reemplazo fácil para ellas.

Comidas que evitar

Carne

- Razones para evitarla
    - Contiene mucho colesterol malo
    - Calificado como cancerígeno por la Organización mundial de la salud
- Reemplazarlo con
    - tofu, frijoles, lentejas, quinua, arvejas, soja

Productos lácteos

- Razones para evitarlos
    - Tienen un gran potencial para interrumpir tus funciones cerebrales y tus hormonas debido a la inmensa carga hormonal de donde provienen.
    - Contienen un nivel alto de colesterol y grasas
- Reemplazarlo con
    - Leche de soja, de avena, almendras, arroz, cashews. Queso basado en plantas, yogurts.
    - La palta o el aguacate también es un gran sustituto para crear texturas cremosas en comidas.

Huevos

- Razones para evitarlos

- Hay mucha controversia relacionada si consumir o no huevos en el ámbito científico. Sin embargo, hay mucha relación del contenido de su colesterol y las enfermedades cardiacas.
- Reemplazarlo con
    - Plantas que simulen la textura del huevo
    - Para cocinar hay muchos reemplazos para esta textura, incluyen bananos, aguacate, salsa de piña, etc.

Azucares procesadas

- Razones para evitarla
    - Estas son todo lo que quieres evitar mientras que ayunas
    - Azucares procesadas te darán las grandes cantidades de glucosa que justamente tratas de evitar
- Reemplazarlas con
    - beterraga, dátiles, frutas

Como contabilizar tus valores nutricionales

El seguimiento de tu nutrición no tiene que ser una tarea tan complicada. Revisamos antes cuántas calorías necesitarías como mujer y eso realmente depende de tu estilo de vida.

Para realizar un seguimiento preciso de tus nutrientes, realmente recomiendo obtener una balanza digital de cocina para pesar sus alimentos, incluso si solo desea realizar un seguimiento de sus calorías. Esto se debe a que, en la mayoría de los casos, una dieta beneficiosa y saludable incluirá abundantes ingredientes que no vienen con etiquetas de nutrición. Sin embargo, tenemos aplicaciones para eso. Aplicaciones y Google. Muchas aplicaciones tendrán una gran base de datos que contiene grandes variedades de alimentos y sus valores nutricionales, algunas incluso permiten escanear el código de barras de ciertos productos en las tiendas para que puedan ser extremadamente útiles.

Hay toneladas de aplicaciones disponibles para usar, pero realmente recomiendo revisar una en particular que se llama el "cronómetro". Chronometer (como dice su nombre original en inglés) tiene una base de datos avanzada que tiene una cantidad increíble de valores nutricionales incluso entre diferentes marcas y métodos de servicio. Por supuesto, una balanza de cocina seguirá siendo una herramienta muy útil, pero un cronómetro puede hacer todos los cálculos y el seguimiento por usted.

Una aplicación que he usado en el pasado incluso calculó mis micronutrientes y me los mostró en niveles de porcentajes, por lo que todo fue muy fácil de rastrear. Esto también ayuda con la motivación porque para muchos de nosotros existe la necesidad de "controlar todo" al 100%. Además, simplemente buscar "calorías en una manzana" puede darte la manera de calcular cuántas calorías vienen con una manzana que estás comiendo. Por lo tanto, si no tienes una aplicación, simplemente puedes preparar el tamaño de la porción de cualquier ingrediente dado, pesar el ingrediente y luego googlear cuántas calorías hay en 100 gramos de [ponga el ingrediente aquí]. Luego, puede escribirlo en un cuaderno que sea fácil de llevar a todas partes o incluso solo la aplicación de notas en su teléfono a diario. Luego, al final de cada semana, será útil sumar todos sus macronutrientes y calorías para la semana, junto con su progreso en su régimen. La siguiente tabla es una excelente manera de realizar un seguimiento de todo lo importante de forma clara para que pueda consultarlos más adelante y ver su progreso.

Los primeros pasos que querrá tomar cuando **decida comenzar a hacer un seguimiento de su nutrición** es medir **todos sus niveles actuales** y luego formular sus **niveles y niveles base deseados**. Por "niveles" no me refiero a peso, porcentaje de grasa corporal, ni nada de eso. Me refiero a los niveles numéricos de tu nutrición. Por ejemplo, si estoy comiendo 2200 calorías todos los días, mi nivel actual de calorías sería 2200. Cuando calcules un nivel, querrás incluir tus calorías, proteínas, grasas y carbohidratos. Sus niveles actuales le permitirán ver EXACTAMENTE dónde se encuentra ahora y desde allí puede tomar decisiones informadas sobre cómo proceder. Los niveles actuales deben incluir una amplia gama de componentes diferentes en tu vida. Para hacer esto con precisión, te recomiendo no cambiar nada de tu vida durante una semana y solo registrar como van tus comidas. Debes realizar un seguimiento de los alimentos que comes, las calorías que vienen con ellos, las horas del día que comes o sientes hambre, la cantidad de ejercicio que haces en un día y las veces que te despiertas y te vas a dormir. Además, tenga en cuenta los lugares y tipos de alimentos que estás comiendo. Esta es una excelente manera de adquirir conciencia de sus hábitos y de sus debilidades. Vamos a profundizar más en la autoconciencia más adelante.

Una vez que haya pasado una semana de seguimiento de sus niveles actuales, ahora tendrá la información que necesita para formular sus niveles base. Sus niveles básicos se refieren a la cantidad mínima de macronutrientes y, lo que es más importante, a las calorías que necesitas para no enfermarse. Esta parte será una parte extremadamente vital de cualquier práctica exitosa. Debido a que comerás con poca frecuencia, debes conocer la cantidad mínima de nutrientes que necesitas obtener para que todas las funciones corporales y hormonales sigan funcionando correctamente. El cuadro en el Capítulo 4: Nutrición y ayuno intermitente que muestra la ingesta de calorías según la edad, es una referencia para verificar una vez que calcules tus propios niveles base. Si tu nivel calculado se desvía extremadamente de esos niveles, podría ser una buena idea volver a calcular. Por otro lado, algunas mujeres tendrán líneas de base significativamente diferentes según su estilo de vida. Recomiendo que una vez que calcules tus niveles base, los aumentes en un 2-5% para que puedas estar seguro de que alcanzarás una nutrición adecuada.

Tus niveles deseados dependen completamente de ti misma. ¿Quieres perder peso a un cierto ritmo? Entonces, ¿qué tan cerca quieres estar de tus niveles base a diario? Por otro lado, si estás tratando de ganar peso o masa muscular, ¿qué tan lejos quieres estar de tus niveles básicos? Como referencia, una mujer que está tratando de perder 1 libra por semana tendría que quemar 3.500 calorías en esa semana o consumir una menor cantidad de calorías, o algún punto intermedio.

Manteniendo un cuerpo hidratado

Antes de pasar de la nutrición, debemos cubrir el importante papel que desempeñará el agua en cualquier método de ayuno que elijas. Muchas personas del Medio Oriente y África practican mucho en mejorar su nutrición, ellos están en uno de los lugares más calurosos de la Tierra. ¿Cómo no sobreviven estas personas, sino que prosperan mientras ayunan en el desierto? Un factor beneficioso es mantenerse completamente hidratado. (33)

Mantenerse hidratado le permite mantener niveles sanguíneos y niveles de presión saludables al tiempo que mejora la función cerebral, la función de los órganos y también tiene numerosos beneficios cosméticos. De hecho, después de un tiempo considerable de ayuno intermitente con una dieta saludable basada principalmente en plantas, puedes esperar una tez más clara y una piel más lisa. Esto es especialmente cierto cuando estás hidratada. Diariamente, incluso si no haces ejercicio, debes apuntar a tomar 8-10 vasos de agua por día.

Preparar las comidas hace todo más fácil

Muchos métodos de ayuno intermitente incluyen una parte significativa del día en ayunas (en realidad estás ayunando mientras duermes todas las noches). Debido a esto, sin embargo, no querrá tener que cocinar su comida llena de ingredientes limpios y de calidad, y luego limpiar los platos y todas esas tonterías que vienen con toda la prueba. En cambio, puedes concentrar todo este trabajo sucio en un total de 2 y 5 horas por semana. Si realmente lo piensas, pasamos una gran parte de nuestro día pensando en qué y cuándo vamos a comer, preparándonos o viajando para llegar allí, y limpiando después o gastando dinero extra (que es solo tiempo producido energía).

La combinación de ayuno y preparación de comidas literalmente puede brindarte varias horas adicionales por semana.

Para preparar tus comidas con éxito, necesitarás conocer los niveles mencionados anteriormente en el Capítulo 4. Una vez que sepas todo lo que necesitas saber sobre tus propios macronutrientes e ingesta calórica, es hora de pensar qué alimentos te gusta comer que encajan en esos parámetros Recuerde que pase lo que pase, a menos que desafortunadamente seas alérgica, querrás toneladas de frutas y verduras. Ahora puedes formar su plan de comidas para la semana según el método de ayuno que elija practicar. Repasaremos los métodos más comunes en el siguiente capítulo.

El primer paso en cualquier preparación de comidas es dividir tus preparaciones en 2-3 sesiones de cocina por semana. No debes preparar tu comida con más de 4 días de anticipación. No querrás que se malogre la comida si esperas mucho tiempo. La comida cocinada en realidad pierde su contenido nutricional con el tiempo. Cuanto más tiempo permanezca la salsa de pasta de tomate en el refrigerador, más y más nutrientes perderá. Específicamente, se perderán más micronutrientes. Las calorías, las proteínas y los carbohidratos son nutrientes relativamente estables y se necesitaría una descomposición significativa para afectarlos. La grasa, por otro lado, también es relativamente estable, pero puede volverse rancia. Estos nutrientes no están realmente "desapareciendo" o incluso simplemente evaporándose, sino que pueden ser sensibles al aire, la temperatura e incluso la luz. (26) La investigación en Penn State mostró que las espinacas frescas perdieron alrededor del 53% de su contenido de ácido fólico después de 8 días, que también estaba a 39 grados Fahrenheit. Trate de no sentirse abrumado por saber qué son las cosas como el ácido fólico. Este es solo un ejemplo para mostrar cómo los alimentos pueden perder valor nutricional con el tiempo en el almacenamiento. Llegaron a la conclusión de que el enfriamiento reduce esa tasa de pérdida en muchos alimentos, pero la pérdida sigue siendo inevitable.

Para evitar que se desperdicien alimentos o comas alimentos nutricionalmente inadecuados, no debes preparar tus alimentos con más de 4 días de anticipación. Elija cuántas sesiones de cocina tendrá por semana. Me gustan las preparaciones de los domingos, para los días de lunes a jueves, y las de los jueves, para las comidas de viernes a domingo. Es una preparación de 4 días, seguida de una preparación de 3 días. Muchas personas también limitarán su preparación a 6 días a la semana y se permitirán comer una comida a la semana. Todo depende de ti.

Si estás preparando tus comidas, será útil seguir este orden de pasos. Esto te permitirá ser lo más eficiente posible.

Leyendo las tablas nutricionales

Esto es básico, pero existen mitos y confusiones que son importantes para abordar. Cuando miras una etiqueta, lo más probable es que veas algo que dice "Valor diario". Este es un término para describir lo que la persona "promedio" necesita y realmente debería **ignorarse**. La persona promedio se basa en datos mínimos de una población amplia y no necesariamente tiene en cuenta factores individuales. En realidad, estos niveles solo se calculan en promedios y contienen muchos supuestos. Por ejemplo, una barra de granola puede decir que le da el 25% de su vitamina C, pero el 25% del valor diario de una mujer probablemente será muy diferente del valor diario de otra persona.

Lo **PRIMERO** que desea ver en una etiqueta nutricional es el contenido de grasas saturadas y colesterol. La grasa en la mayoría de las etiquetas nutricionales generalmente incluirá "Grasa" como grasa no saturada y "Grasa Sat." Se encuentra directamente debajo. Acostúmbrate a poner cualquier cosa con cualquiera de estos en el estante del supermercado. Si la etiqueta pasa la primera prueba, lo **SEGUNDO** que debes de hacer, es verificar el tamaño de la porción y las calorías por porción. **TERCERO**, observe las calorías, los carbohidratos, las proteínas y el buen contenido de grasa. Los gramos de proteína enumerados en estas etiquetas nutricionales son "gramos completos" de proteína y nunca solo contienen "proteínas parciales" porque no existe tal cosa. Finalmente, escanee las vitaminas y minerales, y la sección de ingredientes para cualquier cosa que sea potencialmente dañina.

Preparando las comidas

Ahora es el momento de comenzar a hablar sobre la preparación de la comida en sí: ya hemos tratado con los macronutrientes y los tipos de alimentos: ahora es el momento de comenzar a armar todo.

Que tipos de comidas deberían de ser cocinados al mismo tiempo

Aquí es donde muchos preparadores de comida para novatos se atascan: no tienen en cuenta que los diferentes tipos de alimentos requieren diferentes tiempos de cocción. El resultado es que algunas partes de la comida están sobre cocinadas, mientras que otras partes están crudas.

Al preparar la comida, es importante darse cuenta de que algunos alimentos tardan más en cocinarse que otros. Las zanahorias, por ejemplo, tardan más en cocinarse que las espinacas. Los diferentes cortes de carne también requieren un manejo diferente; por ejemplo, el chuck steak o la pechuga tardan más en cocinarse que el filete de lomo porque tiene más tejido y fibra que necesita descomponerse.

Entonces, si tuviera que preparar una comida con pechuga de pollo, por ejemplo, y quisiera agregar brócoli, tendría que esperar hasta que la carne estuviera a medio cocer antes de poder agregar el brócoli, o se volvería un desastre.

Si, por otro lado, tuvieras un vegetal más duro, como una zanahoria, podrías agregarlo más temprano en el tiempo de cocción. Una buena regla general por seguir es que cuanto más dura y densa sea la verdura o la carne, mayor será el tiempo de cocción.

Preparación de comidas: Instrucciones generales

Paso 1: Precaliente su horno a la temperatura necesaria y comience a hervir los líquidos que pueda necesitar.

Paso 2: Pese todos sus ingredientes y realice un seguimiento en su diario respectivo.

Paso 3: Organice sus ingredientes desde el tiempo de cocción más largo hasta los tiempos de cocción más cortos. Por lo general, debe comenzar con los carbohidratos de cada comida, con algunas excepciones.

Consejo profesional: Mientras planificas tu comida, trata de elegir ingredientes básicos comunes que puedan usarse para más de una comida. Por ejemplo, en la preparación de comidas de cuatro días, mientras está en ayunas, puede preparar suficiente arroz para 2-3 comidas a la vez y aún tener espacio en sus otras comidas para variar en su dieta.

Paso 4: Disponga todos los recipientes de Tupperware o contenedores de alimentos que necesitarás.

Paso 5: hornee y hierva los ingredientes que se cocinan de esta manera, ya que generalmente toman más tiempo, es decir, papas y batatas.

Paso 6: Mientras se cocinan estos ingredientes, comience con los ingredientes que tardan menos en cocinarse. Por lo general, las cosas que se fríen o se calientan gradualmente en la estufa, es decir, frijoles.

Paso 7: Cuando cada ingrediente termine de cocinarse, colóquelo en su recipiente correspondiente, pero déjelo enfriar antes de cubrirlo. Colocar papel aluminio en el recipiente puede cocinar aún más sus alimentos, eliminar más nutrientes, y cuando se enfría en su refrigerador puede hacer que se empape. ¿Quién quiere comer un salteado húmedo y empapado?

Paso 8: Limpia y empaca toda tu comida. Acaba de preparar alimentos para 4 días y ahora solo tendrá uno o dos recipientes que deben lavarse diariamente.

Es mejor hacer una lista de viñetas o una pequeña mesa para diseñar tus comidas y horarios de comidas para la semana. Hacer una lista de viñetas mientras piensa en las comidas puede ser una excelente manera de organizar tus pensamientos y ver la variedad de alimentos en tu semana, y poner estos datos en una tabla puede ayudarte a organizar los momentos en que comes estos alimentos. En la página siguiente, puedes consultar los ejemplos cuando se encuentre en la etapa de planificación.

Seguridad ante todo

Ahora, puede que se pregunte por qué necesitaba escribir la fecha en las comidas antes de que se congelaran. El motivo es la seguridad. La congelación nos permite extender la vida útil de los alimentos cocinados. Sin embargo, incluso congelados, no durarán para siempre.

Aquí hay una guía para la vida útil de sus comidas cocidas congeladas:

Cazuelas y guisos: 2-3 meses

Sopas, caldos y caldos: 2-3 meses

Pescado: 3 meses

Carne o pollo: 2-6 meses.

Salsa: 2-3 meses

Pizza: 1-2 meses

Pasta: 2 meses

En caso de duda, errar con precaución. Si no está seguro de cuánto tiempo ha estado un alimento en el congelador, es más seguro tirarlo. Si la comida vence en el congelador, no sabrá bien cuando se come, así que deséchela.

Una buena regla general es asegurarse de que no quede nada en el congelador por más de 2 a 3 meses. Ponga la fecha de compra / fabricación en todo lo que congele y revise su congelador regularmente para que use primero los artículos más antiguos.

Además, al empacar su congelador, tómese un tiempo para sacar todo, sé que es un dolor, y vuelva a empacar para que los artículos nuevos estén en la parte inferior o en la parte posterior y los artículos más antiguos sean los primeros a los que llegue.

Herramientas esenciales

Esto dependerá de los tipos de alimentos que va a preparar, pero los siguientes son bastante estándar:

Ollas y sartenes grandes: para reducir la carga de trabajo en general, tiene sentido duplicar cada receta que haga. Necesitarás ollas y sartenes más grandes para que esto sea posible. Como mínimo, deberías obtener una sartén grande y una olla de caldo.

Muchos recipientes aptos para el congelador / bolsas con cierre: está cocinando grandes cantidades de alimentos; necesitará poder refrigerarlo / congelarlo hasta que lo necesite.

Un marcador y etiquetas permanentes: puede que no suene como algo que necesita en la cocina, pero verá su valor cuando tenga un congelador lleno de alimentos que no puede identificar. Haga una etiqueta para cada contenedor / bolsa con el nombre de la comida y la fecha en que se hizo.

Una olla de cocción lenta: esta es una herramienta que no es estrictamente esencial, pero hará tu vida mucho más fácil, especialmente si tienes poco tiempo. Lo bueno de la olla de cocción lenta es que, puedes configurarlo y olvidarte de ella. Es difícil quemar la comida en uno de esos. Incluso los cortes de carne más duros saldrán suaves. Lo que puede ser un dolor de cabeza es que lleva horas cocinar cualquier cosa. Por lo tanto, puedes preparar las comidas para la olla de cocción lenta con anticipación y congelarlas. Deberías sacarlos la noche antes de que quieras prepararlos para que puedan descongelarse correctamente. Entonces se trata simplemente de ponerlos en la olla de cocción lenta, ponerlos a temperatura baja, y para cuando llegues a casa del trabajo, la comida estará cocida.

Una olla instantánea: esto nuevamente no es estrictamente necesario, pero puede ser útil para preparar la comida porque le permite hacer comidas grandes en un período de tiempo mucho más corto.

Un procesador de alimentos: cuando prepara una comida pequeña para la familia, un procesador de alimentos puede parecer un lujo. Sin embargo, cuando se trata de la hora tres de picar vegetales durante una sesión de preparación de comidas, comprenderá por qué esta es una herramienta esencial.

Un gran juego de cuchillos: desea gastar un poco de dinero aquí y obtener un gran juego de cuchillos. Los cuchillos ayudan a que la preparación de la comida sea muy fácil.

Una buena balanza de cocina y un juego de tazas / jarras de medición: necesita un equipo preciso para asegurarse de que las recetas estén hechas correctamente.

Como puede ver, no hay muchos elementos en la lista de herramientas esenciales. Para su propio viaje de preparación de comidas, elija las que tengan más sentido para usted.

Ejemplo de Plan de comidas (Método incremental)

Lunes (día de alimentación)

- Compota de manzana, granola, arándanos
- Ñames y garbanzos
- Pastas y tomates

Martes (día de ayuno)

- Plátanos, hummus y pita

Miércoles (día de alimentación)

- Revuelto de tofu con verduras
- Sopa de tomate y un sándwich de espinacas.
- Guiso de frijoles con verduras

Jueves (día de ayuno)

- Batido de frutas y verduras picadas (zanahorias, brócoli, apio)

Viernes (día de alimentación)

- Compota de manzana, granola, mangos y kiwi

- Lentejas al curry con arroz

Sábado (día de ayuno)

- Tostadas de piña, fresas y mantequilla de maní

Domingo (día de alimentación)

- Compota de manzana, granola, arándanos,
- Salteado de tofu
- ** COMIDA DE RECOMPENSA (en cualquier lugar o lo que quieras) *

Capítulo 5: Variaciones comunes de ayuno intermitente

Ahora que sabe qué es el ayuno intermitente y los beneficios que puede proporcionar, tal vez sea hora de probarlo. Como punto de partida, es bueno observar algunos de estos métodos y variaciones comunes de IF, si es necesario aplicarlo a sus circunstancias únicas. Los horarios y estilos de vida de una madre que se queda en casa, un médico y un camarero tendrían horarios muy diferentes y, por lo tanto, tendrían que elegir diferentes métodos.

Al mirar a través de los métodos, es importante tener en cuenta su vida diaria y su horario. A medida que lea cada forma de ayuno, intente imaginarse a sí mismo haciendo esto y honestamente se diga si cree que este método no es solo su favorito sino también sostenible. Puede que te guste la apariencia de un método, pero puede entrar en conflicto con otros aspectos de tu vida y tendrás que adaptarte a eso.

El método 16:8

Este método implica restringir el consumo de alimentos dentro de un período de ocho horas y ayunar lo que queda del tiempo / horas todos los días. Este método es el mejor método para empezar si eres principiante. La ventana de 8 horas permite mucha flexibilidad y eso puede significar un cambio menos drástico en tu vida tal y como es ahora. Este método aún te brinda los beneficios del ayuno porque tus niveles de insulina pueden disminuir y estabilizarse durante dos tercios del día. En la otra tercera parte del día, gran parte de la energía que consume se usará de inmediato y no se almacenará para más adelante. Siempre es conveniente incluir su tiempo de sueño en su ventana de ayuno. Cuando duermes, tienes niveles más altos de la hormona de crecimiento y el ayuno también aumenta su secreción. (27) (28) La hormona de crecimiento humano puede promover la regeneración celular y, lo que es más importante, puede promover una pérdida de peso saludable. (28) (29)

El ayuno de 24 horas y la dieta 5:2

Luego está el método de ayuno de 24 horas. Esto implica que ayunas en un período de veinticuatro horas, una o dos veces por semana. Esto restringiría su ingesta calórica total semanal, sin embargo, esto contribuirá muy poco con aumentar tu sensibilidad a la insulina y actuará de forma sostenible en la prevención del aumento de peso. Durante los 5 días que estás comiendo alimentos con este método, seguirás una dieta estándar y estarás constantemente alimentada. Si bien el déficit calórico total puede provocar la pérdida de peso cuando también se combina con el ejercicio, este puede ser un método dañino e irresponsable de ayuno. Como lo vimos en el Capítulo 3, cualquier etapa posterior a la Fase II en la transición entre el estado alimentado y el ayuno, puede comenzar a disminuir la función celular y los procesos hormonales. Cualquier método que requiera que tu como mujer ayunes por un período de más de 24 horas en la mayoría de los casos causará disfunción hormonal y podrías encontrarte con una serie de problemas debido a esto.

El método o protocolo 5: 2 es muy similar al ayuno de 24 horas, con la excepción de una ventana para comer de 8 horas en los días de ayuno, mientras que también restringe las calorías en estos días a aproximadamente 500 calorías.

El método del ayuno alternando días

El método de ayuno en días alternos es otro plan flexible confirmado como un método de pérdida de peso seguro tanto en adultos obesos y con sobrepeso. (30) En este método, uno puede comer regularmente cada dos días y practicar un ayuno completo o restringir los otros días a aproximadamente 500 calorías. La relación de comer a ayuno durante la semana en este método permitirá una influencia significativa en su producción de insulina. Sin embargo, al igual que algunas formas de practicar, el método de ayuno de días alternos puede requerir mayor fuerza de voluntad, ya que pasará una gran cantidad de tiempo despierto y en ayunas. Esto puede ser especialmente difícil al principio.

La dieta del guerrero.

La dieta de guerrero, o dieta "Warrior" es una variación interesante en la que constantemente te limitas a una comida por día. Esta dieta fue creada por una ex Fuerzas Especiales israelíes llamada Ori Hofmekler en 2001. Ha declarado que se basa en la dieta que solían tener los antiguos guerreros, comiendo poca o ninguna comida en los días y disfrutando de las fiestas en la noche. En los tiempos modernos, la dieta se ha diseñado según parámetros formales de 20 horas de ayuno y 4 horas de alimentación, pero la alimentación está destinada a suceder en la última parte del día.

Si bien todos los métodos anteriores son métodos comunes de ayuno intermitente, como mujer, le recomiendo que comience con el método de ayuno Crescendo. No solo será una transición más fácil en su mente y cuerpo mientras sigue teniendo efectos beneficiosos sobre la sensibilidad a la insulina, sino que también funcionará bien con muchos programas típicos. Por ejemplo, si trabaja de 9-5, con este método podría consumir alimentos en la mañana para el desayuno y el almuerzo o una cena temprana.

Método de ayuno Crescendo (#1 RECOMENDADO PARA CUALQUIER MUJER)

Quizás recuerdes que mencionamos esto al comienzo del libro, el método de ayuno creciente. Con una investigación muy básica, es fácil ver que este es uno de los métodos de ayuno intermitente más recomendados para las mujeres. Esto es un hecho por varias razones. El método de ayuno crescendo le permite sumergirse en el arte del ayuno intermitente mientras le proporciona períodos significativos de ayuno que tendrán los beneficios en su sensibilidad a la insulina. Como mujer debes tomar precauciones adicionales al ayunar debido a los efectos que puede tener sobre tus hormonas, el método de ayuno creciente ha sido el método recomendado # 1 para que las mujeres hagan una transición segura a este cambio de estilo de vida. Similar al método "16: 8" mencionado anteriormente, este método podría ser aún mejor para usted. Con este método, usted come en ventanas de 8-12 horas 4 días a la semana y ayuna durante ventanas de 12-16 horas 3 días a la semana.

Reglas para el método crescendo

1. Ayune solo 2 o 3 días a la semana en días no consecutivos. Por ejemplo, ayune los martes, viernes y domingos.

2. Ayune por 12 a 16 horas solamente. No exceda las 16 horas si puede evitarlo.

3. En sus días de ayuno, intente hacer algunos entrenamientos como yoga o caminar.

4. En otros días, haga entrenamientos más pesados como cardio o entrenamiento con pesas.

5. Toma mucha agua, té y café siempre y cuando estén libres de azúcar, edulcorantes o leche.

6. Considera tomar de 5 a 8 gramos de BCAA (aminoácidos de cadena ramificada) en tus días de ayuno. Contienen muy pocas calorías y, sin embargo, proporcionan el combustible que tanto necesitan los músculos. Estos aminoácidos también alivian el hambre y la fatiga.

Capítulo 6: Inicio de tu ayuno intermitente

Ahora que has pasado un tiempo leyendo esta guía y aprendiendo más sobre el ayuno intermitente, el próximo desafío comenzará. Es hora de comenzar realmente tu ayuno intermitente. Muchas personas sienten curiosidad sobre lo que pasará cuando comienzan a ayunar, y pueden tener muchas preguntas en el camino. Este capítulo tomará un tiempo para discutir el ayuno intermitente y sobre lo que los seguidores deben esperar cuando comiencen con este método de alimentación.

Que puedes esperar

Muchas personas se preguntan qué deben esperar cuando comienzan a ayunar. Han pasado la mayor parte de sus vidas escuchando que el ayuno es malo para ellos y que ni siquiera deberían considerar ese tipo de plan de alimentación. Si bien la mayoría de los aspectos negativos sobre el ayuno son incorrectos, es una buena idea saber qué sucederá durante las primeras semanas con este plan alimenticio.

Durante los primeros días, es posible que no notes mucha diferencia. El hambre puede ser un poco más difícil de manejar porque su cuerpo quiere el flujo constante de glucosa del que hablamos antes. Pero debido a su motivación y entusiasmo por el ayuno y sus resultados, probablemente se sentirá bastante normal cuando se trata de esos primeros días y comenzar con el ayuno.

Después de esos primeros días, las cosas pueden ponerse un poco más difíciles. Al cuerpo no le gusta que le hayas quitado esa fuente fácil de glucosa. Le gusta tener glucosa presente todo el tiempo porque esa glucosa es una fuente fácil de energía que puede quemar, incluso si no es tan eficiente y a menudo se almacena en el cuerpo. En respuesta, puede notar que tiene muchos antojos, tiene mucha hambre (incluso de forma anormal) y tendrá dolores de cabeza, dolores de estómago y más.

Los días tres a cinco a menudo se consideran más difíciles cuando se trata de un ayuno intermitente. Estos son los días en que el cuerpo comienza a captar lo que está haciendo, y no le gusta. No quiere cambiar a quemar grasa, o incluso puede pasar algún tiempo antes de que el cuerpo comience a quemar cualquier otra cosa. A medida que el cuerpo se quede sin carbohidratos para consumir, experimentará cambios de humor, irritabilidad, dolores de cabeza, niveles bajos de azúcar en la sangre, hambre y muchos antojos intensos. También puede estar realmente cansado y agotado porque el cuerpo no sabe a dónde acudir para obtener el combustible que necesita.

La mayoría de las personas solo lidiarán con estos efectos secundarios durante unos días como máximo. El cuerpo se adaptará con bastante rapidez y luego podrá superar estos efectos secundarios y sentirse mejor que antes. Otros pueden necesitar ajustarse un poco más. Es una buena idea planear pasar la mayor parte de la primera semana más o menos sintiéndose un poco duro y tomándolo con calma.

La buena noticia es que, si puede atravesar esta parte del ayuno intermitente, entonces esta es la parte más difícil. Su cuerpo se va a adaptar para no tener esa fuente constante de glucosa disponible y comenzará a ver resultados. Dentro de una semana más o menos, sus niveles de energía subirán, y cuando subas a la balanza, comenzarás a notar que has perdido mucho peso. Esa semana puede ser difícil, y hay muchas personas que terminan abandonando el ayuno porque esa parte fue la prueba máxima para ellos, y fallaron.

Después de esa primera semana, descubrirás que permanecer en un ayuno intermitente puede ser bastante simple. Es posible que desee considerar trabajar en un plan de comidas para ir con el ayuno y asegurarte de que estás comiendo la cantidad correcta de calorías y estás recibiendo una gran calidad nutricional, tanto en tus días de ayuno como en tus días normales de alimentación. Pero en este momento, el ayuno debería convertirse en parte de tu estilo de vida habitual y, de todos modos, puedes hacer de ello un hábito.

Después de un tiempo en el ayuno, es posible que desees tomarte un tiempo para evaluar el ayuno y ver cómo te está funcionando. Si descubres que aún funciona bien para ti, que se adapta bien a tu estilo de vida y todavía estás viendo pérdidas de peso y grasa, entonces sigue utilizando ese método. Pero si descubres que tu pérdida de peso se está estancando, entonces puedes considerar aumentar el ayuno, temporalmente, y ver si eso puede ayudar. Entonces, si estás en el ayuno de 16/8, considera cambiar a una ventana de alimentación más baja, como 20/4, o vaya al plan de comer, parar, comer. Incluso hacerlo durante una semana más o menos puede acelerar el metabolismo un poco más y puede darle más de los resultados que desea.

Para la mayoría de las personas, el ayuno no será tan difícil de seguir, una vez que pasen por esa etapa inicial donde necesitan dejar que el cuerpo se adapte. Una vez que superes algunos de esos efectos secundarios, que generalmente duran menos de una semana, te sorprenderán los grandes beneficios que brinda el ayuno. Siempre puedes cambiar algunos de los métodos que utilizas para asegurarte de ver resultados sorprendentes, incluso después de que el cuerpo se haya acostumbrado al método de ayuno que elijas utilizar.

¿Qué señales corporales y mentales debes escuchar?

Esta guía ha pasado algún tiempo hablando sobre el ayuno intermitente y algunos de los beneficios que trae. Muchas personas pueden realizar un ayuno intermitente y después de unos días como máximo, verán muchas mejoras en su peso, su salud y mucho más. Pero para otros, un ayuno intermitente no será la mejor idea para ellos. Es posible que su cuerpo no pueda ajustarse tan bien o que se encuentren con otros problemas. Algunos signos de que es posible que deba dejar su ayuno intermitente, especialmente si siguen apareciendo tres o cuatro semanas después, incluyen:

- Cuando siempre te sientas cansada: tu cuerpo debe adaptarse al ayuno bastante rápido. Puede sentirse cansado durante los primeros días, pero luego el cuerpo comenzará a adaptarse y sentirse mejor. De hecho, muchas personas que siguen este tipo de plan de alimentación experimentan un aumento de energía después de que su cuerpo se acostumbra. Si continúas sintiéndote cansada y pareciera que no puedes levantarte de la cama la mayoría de los días, entonces puede ser el momento de reajustar el plan de alimentación o considerar una dieta diferente.

- Cuando estás de mal humor sin razón o irritable: un poco de irritabilidad al principio es bastante normal. Tu cuerpo quiere recuperar esa fuente constante de glucosa, pero la está eliminando, al menos por un tiempo. Si sigues la dieta cetogénica, encontrarás que realmente estás reduciendo la cantidad de glucosa todo el tiempo. El cuerpo estará cansado y no sabrá cómo lidiar con esto. Pero si sus hormonas están teniendo dificultades para regular y parece que no puede lidiar con los cambios de humor y más, entonces puede ser el momento de considerar si el ayuno es adecuado para usted o no.

- Cuando se detiene la época del mes: en las mujeres, es importante asegurarse de vigilar su ciclo menstrual. Si comienza a volverse realmente irregular o se detiene por completo, entonces es hora de abandonar el ayuno intermitente de inmediato.

- Cuando parece que no puedes concentrarte o seguir teniendo dolores de cabeza: muchas personas responden al ayuno con un enfoque y concentración mental más claros. Pero algunas personas encuentran que la falta de glucosa puede darles grandes caídas de azúcar y dolores de cabeza que simplemente no desaparecerán. Si no puede eliminar los dolores de cabeza después de algunas semanas de adaptarse a la falta de suministro constante de glucosa, puede ser una buena idea cambiar el ayuno o considerar probar un tipo diferente de plan de dieta.

- Cuando el estreñimiento se convierte en un problema: un poco de estreñimiento al principio puede ser normal y es solo una señal de que necesita obtener más fibra, y tal vez otros nutrientes, en su cuerpo. Pero si aún tiene problemas intestinales y otros problemas estomacales, puede ser el momento de detener un ayuno intermitente. El ayuno intermitente puede ser tan maravilloso para muchas personas, pero puede tener algunos problemas digestivos que enfrentar cuando el estreñimiento se convierte en un problema mayor.

Para la mayoría de las personas, el ayuno intermitente es una excelente manera de perder peso y mejorar su salud. Pero para algunas personas, el ayuno no es la mejor opción. Pueden sentirse enfermos, lidiar con el estreñimiento o tener problemas con otras partes de su cuerpo. Si te ocurren alguno de los efectos secundarios anteriores (lo cual es raro) o te sientes mal de otra manera, puede ser hora de reconsiderar si el ayuno intermitente es la opción correcta para ti.

¿Qué errores comunes evitar?

Hay muchos grandes beneficios que vienen con el ayuno intermitente. Puede ayudarte a perder mucho peso sin mucho trabajo. Puede ayudar a mejorar la salud de tu corazón. Incluso puede ayudar con qué tan bien funciona su cerebro, deshacerse de la diabetes y mucho más. Dicho esto, hay algunos errores que los seguidores pueden cometer, a veces sin pensar, que realmente pueden arruinar los resultados que puedes ver mientras ayunas. Algunos de los errores más comunes que se hacen durante el ayuno incluyen:

- Continúa comiendo una gran cantidad de comida chatarra: si bien está bien tomar un pequeño manjar en ocasiones durante el ayuno, si continúa manteniendo su dieta principalmente llena de comida chatarra y procesada, entonces no verá ninguno de los beneficios rápido. Debes asegurarte de que tu dieta esté llena de nutrientes saludables y ayude a mantener el cuerpo cuando estés perdiendo peso. Quédese con un producto saludable, muchas proteínas saludables, granos enteros (a menos que siga una dieta cetogénica) y buenas fuentes de productos lácteos.

- No te mantienes ocupada: si te quedas sentada todo el día mirando el reloj, pasar por un ayuno intermitente será imposible. La falta de actividad es tu peor enemigo durante este tiempo. Asegúrate de que cuando estés en ayunas, programes algo donde no estés cerca, o incluso pienses en comida, esto ayuda a mantener a raya las tentaciones e incluso el hambre.

- Abusar de estimulantes: muchos ayunos intermitentes terminan tomando café en lugar de desayunar. La recomendación habitual es tomar una taza o dos por la mañana porque puede combatir el hambre y ayudar a aumentar el metabolismo de las grasas. Si bien tomar unas tazas está bien, no necesitas volverte loca y engancharte con el café. Considera cortarlo antes del mediodía para no depender demasiado de él y dejar que la cafeína disminuya mucho antes de acostarte.

- Si eres ambiciosa para comenzar: es bueno ser ambiciosa y entusiasmada por comenzar un ayuno intermitente. Pero si te subes a bordo demasiado rápido y te enfrentas a algo que es demasiado impactante, puede ser difícil de mantener. Muchas personas quieren ver los beneficios de inmediato, así que saltan con ayuno de días alternos o una de las dietas de Warrior y encuentran que es demasiado difícil de mantener. Construir con una de las versiones más fáciles, como la dieta 5: 2 o el método 16/8, puede hacer que sea mucho más fácil comenzar con el ayuno intermitente y seguir con él.

- Piensas que más tiene que ser mejor: algunas personas piensan que el ayuno intermitente es excelente, entonces ¿por qué no extender el ayuno a dos o tres días? El problema con esto es que la mayoría de los beneficios que vienen con el ayuno disminuirán después de que pases más de 20 horas. El ayuno intermitente depende de no durar más de 24 horas. Esto garantiza que obtenga todos los beneficios del ayuno, sin llevarlo demasiado lejos y hacerlo así que comience a lidiar con el modo de inanición y otros problemas.

¿Cómo mantienes este estilo de vida?

Seguir un ayuno intermitente no debe ser difícil. Este es un proceso que puede utilizar fácilmente en cualquier estilo de vida que tenga. Mantenerlo es la mejor manera de recibir los beneficios que vienen con el ayuno. Dicho esto, cada persona será diferente cuando se trata de ayunar. Tendrán que seguir diferentes métodos y pueden encontrar que un método funciona mejor que otro.

Para mantener un ayuno intermitente, debes considerar qué método es el mejor para ti. Está bien experimentar un poco al principio y ver qué funciona mejor. Si encuentras que el ayuno en días alternos es demasiado difícil, entonces está bien trabajar con uno de los otros métodos. Todos ellos pueden tener éxito, solo tienes que darles el tiempo que se merecen.

Además, debes asegurarte de seguir alimentando a tu cuerpo con cantidades adecuadas de nutrición durante el día. Sí, estás limitando la cantidad de tiempo que tienes permitido comer, pero esto no significa que debas entrar en un gran déficit de calorías o perder algunos nutrientes y minerales importantes en el camino. Para algunas personas, el ayuno puede hacer que se sientan menos hambrientos y comienzan a reducir demasiado sus calorías. Al menos al principio, es posible que desees considerar el seguimiento de tus calorías para determinar si estás consumiendo lo suficiente en tu dieta. Dado que el ayuno intermitente puede, después de las primeras semanas, quitarte un poco de hambre, es posible que te sorprendas de la cantidad de calorías que consumes y de que necesitas aumentarlo un poco más.

Comer sano, seguir la cantidad correcta de calorías y nutrientes que el cuerpo necesita, y seguir una versión del ayuno que realmente puedes disfrutar son los mejores consejos que puedes usar para asegurarte de que puedes mantener un estilo de vida de ayuno intermitente.

Considere reducir los entrenamientos y ajustar las horas

Al principio, encontrarás numerosos desafíos, especialmente sobrellevar el hambre y hacer ejercicio. Esto se debe a que tu cuerpo aún no está acostumbrado a este estilo de vida. Sin embargo, no debes rendirte. En cambio, piensa en hacer los ajustes apropiados. Por ejemplo, puedes salir a caminar en lugar de trotar. De esta forma, podrá manejar los desafíos experimentados durante las etapas iniciales.

Tenga la seguridad de que sus niveles de energía volverán a la normalidad una vez que termine este período de transición. Entonces te darás cuenta de que puedes trabajar más duro que antes. Al principio, sin embargo, sus extremidades se sentirán débiles y es posible que le falte la motivación para hacer ejercicio. Tus dolores de hambre también aumentarán. Aprende a perseverar y ser estricta con tu ventana para comer. Será una buena idea si esta ventana para comer llega justo después de las sesiones de entrenamiento.

Puedes ajustar sus entrenamientos para comenzar más temprano o más tarde de lo habitual. Muchas personas prefieren que sus entrenamientos estén dentro de su ventana de ayuno para distraerse del hambre. Otros necesitan programar los entrenamientos para planificar mejor el ayuno, para que no sufran hambre después. Sus entrenamientos deben ser programados para adaptarse a sus preferencias, horario y prioridades.

Considere el postergar la gratificación

Postergar la gratificación es un proceso simple que funciona muy bien cuando comienzas a ayunar. Considere a un niño pequeño que le pide permiso a su madre para ir al patio de recreo a jugar con otros niños. En lugar de un sí directo, es probable que la madre retrase la aprobación para después. El retraso alivia el dolor del deseo. Puedes considerar la gratificación tardía como una excelente herramienta para ayudarte a manejar tu estilo de vida en ayunos intermitentes, especialmente cuando comienzas a sentir hambre.

En el transcurso de cada día, es probable que los compañeros de trabajo te ofrezcan un refrigerio o que veas el delicioso cereal y la leche que come su hijo. Puede que se te haga agua la boca y tu corazón se llene de ganas de comer. Usando la táctica de postergar la gratificación, puedes prometerte el regalo, no en ese momento, sino luego. Puedes considerar dejar esto en un papel o diario para recordarte lo fuerte que eres y lo lejos que has llegado.

Reorganiza tus comidas

Es una buena idea considerar reorganizar tus comidas solo para que primero comas tus carbohidratos complejos y proteínas. Tu lista debe contener alimentos como verduras, frutas, carne magra, pescado, granos y otras opciones saludables. Elija alimentos que sean ricos en nutrientes para nutrir tu cuerpo adecuadamente.

Intenta y organica tus comidas con anticipación. Cuando prepares tus comidas, recuerda incluir un complejo de carbohidratos y proteínas. Es posible que para cuando llegues a tu ventana de comida, tengas suficiente hambre, por lo que una comida preparada después del ejercicio siempre es bienvenida. El orden de tus comidas primero debe ser proteínas, seguido de carbohidratos complejos, luego carbohidratos simples y finalmente cualquier comida de gratificación retrasada.

Haga ejercicio mientras ayuna

También puedes probar hacer ejercicio durante la ventana de ayuno. Hacer ejercicio durante el período de ayuno es común con la mayoría de las mujeres, ya que pueden quemar más calorías de esta manera. Hacer ejercicio durante la ventana de ayuno a veces se denomina entrenamiento en ayunas. Puedes probarlo y ver si te funciona. Si no, entonces puedes entrenar durante tu ventana de alimentación.

Cuando haces ejercicio durante tu período de ayuno, tus niveles de insulina serán bajos. Esto significa que tu cuerpo no obtendrá energía de los alimentos que comes, sino de la grasa almacenada. Hay muchas mujeres que prefieren hacer ejercicio en vacío debido a beneficios inherentes como la capacidad de quemar más grasa corporal. Esto ayuda a eliminar la grasa obstinada almacenada en el cuerpo.

Tomar una foto antes de empezar

Otra cosa que puedes considerar es tomar una foto antes de empezar. Si bien no es un aspecto esencial del ayuno intermitente, puede proporcionarte un gran punto de referencia, especialmente si uno de tus objetivos es perder peso. Tomar estas fotos te ayudará a mantenerte motivada. Puedes continuar tomando fotos después de un par de semanas en el ayuno para observar y observar cualquier cambio significativo.

Tomar una foto antes y después te ayudará a controlar el progreso, especialmente si estás tratando de perder grasa abdominal o desarrollar músculo. Mientras ayunas y haces ejercicio, tu cuerpo libera más HGH (hormona de crecimiento). Esta hormona ayudará a tu cuerpo a desarrollar músculos tonificados con el tiempo. Una foto de progreso servirá como una excelente herramienta de motivación que te ayudará a mantenerte enfocada en tus objetivos de pérdida de peso.

El por qué de todo.

Lo que debes tener en cuenta es que el ayuno intermitente es uno de los cambios de estilo de vida más efectivos y exitosos que harás en tu vida. Sin embargo, comenzar es la parte más difícil. De hecho, los primeros 10 días a 2 semanas probablemente serán los más difíciles hasta el momento. Lo bueno es que una vez que te acostumbras al estilo de vida, te acostumbrarás fácilmente y comenzarás a disfrutar de los beneficios poco después. Te sorprenderá la disminución drástica de los antojos que tienes actualmente, sobre todo para la comida chatarra y la comida rápida.

Capítulo 7: Manteniendo tu nuevo régimen

Ahora que comenzaste el ayuno intermitente y lo que puedes esperar de el como mujer, también querrás saber cómo mantenerte en el camino. Hay cosas que pueden ayudarte a mantener tu dieta. Practicar el ayuno intermitente puede ser un cambio completo en el estilo de vida. Por lo tanto, querrás practicar cosas como formar nuevos y mejores hábitos, poner las cosas en su lugar para hacerte responsable, establecer objetivos a corto y largo plazo y mantener la mentalidad correcta. Más adelante, puedes consultar la sección "Consejos y trucos" para obtener una referencia rápida.

Diferenciando entre tener hambre de carácter fisiológico y hambre de carácter psicológico.

Es cierto que en realidad hay dos formas de sentir hambre, pero solo una está pensada para el funcionamiento adecuado y la supervivencia de su cuerpo. El hambre de carácter fisiológico y psicológico tienen roles importantes, pero el hambre de carácter psicológico, cuando se sigue ciegamente, puede conducir a una variedad de problemas que podemos asociar con comer en exceso. Sin embargo, para entender el hambre psicológica, debes entender por qué amamos tanto la comida.

Obviamente, necesitamos alimentos para sobrevivir y nuestras elecciones alimentarias pueden determinar si prosperamos o no. Sin embargo, ¿por qué generalmente amamos todos los alimentos a su manera, desde las manzanas hasta la pasta? Cuando consumimos alimentos, hay un aumento en la producción de dopamina en nuestro cerebro. La dopamina es un neurotransmisor, algo utilizado por las neuronas para enviar señales entre sí. El cerebro tiene vías de dopamina existentes y algunas están directamente relacionadas con la forma en que la dopamina afecta nuestra motivación y el centro de recompensa del cerebro. Cada vez que te sientes feliz de que algo suceda, generalmente se libera dopamina. La dopamina se libera en pequeñas partes y en grandes cantidades, como encontrar las llaves, ganar la lotería y el sexo. Las cosas que consumimos también afectan esta liberación de dopamina directamente y es una de las principales razones por las que funcionan las drogas recreativas. Sin embargo, la comida también nos hace liberar dopamina, y ciertos tipos pueden hacernos liberar más o menos. Cuando consume alimentos con alto contenido de azúcar procesada, por ejemplo, dará como resultado la liberación y producción de niveles significativamente mayores de dopamina. Lo mismo ocurre con los alimentos ricos en cualquier tipo de grasa. Es una teoría que nuestros cerebros no han "alcanzado" evolutivamente en nuestra escasez calórica. Hace solo unos pocos cientos de años, la comida era extremadamente más escasa de lo que es ahora, y antes de eso aún más, esto puede haber sido un factor determinante en la forma en que nuestros cerebros reaccionaron a los alimentos con alto contenido calórico. Los alimentos con alto contenido de azúcar y grasa son extremadamente densos en calorías, a pesar de que muchos tienen deficiencias nutricionales, y esto podría ser una razón biológica por la que pueden ser tan difíciles de abandonar.

El hambre psicológica no solo se produce por la producción de dopamina, sino que otros problemas / disfunciones también pueden provocar señales de hambre "falsas". Tu tiroides tiene una gran influencia cuando se trata de apetito. Esta glándula es pequeña y tiene forma de mariposa que se encuentra en el cuello y se envuelve alrededor de la tráquea. Esta glándula es responsable de extraer el yodo que se encuentra en los alimentos y crear hormonas llamadas T3 y T4. (36) Estas hormonas afectan directamente tu metabolismo y pueden determinar la velocidad y eficiencia de las funciones de tu proceso corporal. (36) La glándula tiroides depende de las señales de la glándula pituitaria, pero muchas cosas pueden interferir con estas señales, como los factores ambientales y la dieta. Dependiendo de cómo se interrumpan estas señales, podría conducir a dos enfermedades de la tiroides conocidas como hipertiroidismo e hipotiroidismo. Si tienes hipertiroidismo, tu proceso corporal puede estar funcionando a toda marcha y su apetito puede ser estimulado cuando no hay una necesidad real de consumo de energía. Por otro lado, una tiroides poco activa puede hacer lo contrario. Debido a que puede sentir hambre, pero en realidad no necesitas alimentos, los problemas de tiroides caerían en la categoría de hambre psicológica.

El hambre fisiológica sucede cuando tu cuerpo tiene una necesidad real de calorías, azúcar en la sangre y / o nutrientes específicos cuando consumes alimentos y, por lo tanto, impulsa la producción de insulina, puede alcanzar un umbral y la insulina llegará al cerebro. Estudios recientes han demostrado que cuando la insulina llega a tu cerebro, puede estimular la supresión del apetito y dificultar el hambre. Esta puede ser una forma natural hormonal y neurológica de tu cuerpo que dice que está lleno.

Durante las primeras semanas de su viaje, lo más probable es que tengas que combatir los dolores de hambre fisiológicos. Una excelente manera de hacerlo es mediante la distracción y el engaño. Puedes mentir a tus receptores de hambre para que sientan una sensación de saciedad con algunos trucos simples. Si tu método de ayuno implica omitir el desayuno, por ejemplo, será útil no solo tomar una bebida con cafeína sino también beber agua con gas. La carbonatación en el agua con gas funciona de manera sorprendente para generar una falsa sensación de plenitud. Por lo general, también se complementan con un montón de minerales beneficiosos y vitaminas que te ayudarán a mantenerte saludable durante el ayuno.

Una vez que sabes un poco más acerca de sus señales de hambre, puedes hacer tu propia escala del 1 al 4 para evaluar qué tan hambrienta estás. Entonces puedes tratar cualquier cosa, desde 0-2 con hambre psicológica y 2-4 como hambre fisiológica, con 0 sin hambre y 4 con hambre fisiológica en toda regla.

Ejercicio

El ejercicio es un aspecto crucial de cualquier estilo de vida saludable. Todas las formas de ejercicio son increíbles para tu cuerpo, incluidos los procesos hormonales y la eficiencia de los nutrientes, pero algunos son mejores para combatir la pérdida de grasa. Si estás haciendo ejercicio o planeas hacerlo, considera hacer un entrenamiento de resistencia y un entrenamiento de intervalos de alta intensidad. El entrenamiento de resistencia es una excelente manera de quemar grasa porque mantienen tu ritmo cardíaco dentro de parámetros específicos conocidos como la "zona de quema de grasa". La zona de quema de grasa es cuando mantienes tu ritmo a aprox. 70-85% de su frecuencia cardíaca máxima. Puedes calcular tu propio ritmo cardíaco colocando dos dedos donde tu cuello se encuentra con tu mandíbula y sentir el pulso. Una vez que sientas los latidos del corazón, inicia un temporizador de 20 segundos y cuenta cuántos latidos ocurren. Asegúrese de haberse permitido alcanzar un ritmo cardíaco en reposo antes de comenzar a medir. Además, evita tocarte el dedo pulgar, ya que la mayoría de las personas pueden sentir el pulso a través del pulgar. Una vez que hayas contado, multiplique ese número por tres y tendrás tu frecuencia cardíaca en reposo por minuto. Una vez que sepas esto, puedes calcular el 70-85% de esto multiplicando su frecuencia cardíaca en reposo por .7 o .85.

A pesar del nombre un poco intimidante, cualquiera puede realizar un entrenamiento de intervalos de alta intensidad porque la intensidad es un término relativo con respecto al ejercicio. Este tipo de entrenamiento implica que mantengas una frecuencia cardíaca ligeramente elevada con períodos de energía explosiva ATP que se utiliza, generalmente en carreras rápidas. Por ejemplo, puedes hacer un trote ligero y mantener tu ritmo cardíaco en alrededor del 70%, es máximo durante 45 segundos, seguido de 15 segundos de máxima intensidad y rendimiento. Entonces repite. Por lo general, este ciclo se repite por un total de 10-15 minutos y es ampliamente utilizado por atletas profesionales que desean mejorar la función cardiovascular y no perder masa muscular. Debido a que el período de alta intensidad es tan corto, ¡no tienes excusa para no dar lo mejor de ti!

Entonces, ¿cómo debes integrar el ejercicio en tu régimen único? Bueno, querrás planificar días / horas en que ayunarás y días / horas en que comerás. Como se mencionó anteriormente, el momento en que comes cosas como los carbohidratos puede tener efectos significativos sobre cómo tratas la energía que ingresa al cuerpo. Si tu objetivo es perder grasa corporal, entonces después de un entrenamiento, querrá abstenerse de comer durante al menos 120 minutos. En este momento, es extremadamente importante mantenerse hidratada y recomiendo tomar un multivitamínico junto con un suplemento de aminoácidos de cadena ramificada. Estos suplementos a menudo vienen formulados para este mismo propósito, por lo que contienen cero carbohidratos o grasas y muchos de ellos tienen menos de 1 caloría por porción. Tomar estos pasos cuando ayuna después del ejercicio es muy importante para garantizar que los niveles de azúcar en la sangre no bajen peligrosamente, no experimente aturdimiento amenazador o su proceso hormonal no se vea significativamente interrumpido.

El consumo de proteínas después de un entrenamiento también reducirá el dolor muscular y mejorará la reparación muscular, los aminoácidos de cadena ramificada son los componentes básicos de las proteínas, por lo que estos suplementos pueden ser una gran ayuda para tener en su régimen. Habrá ciertos días en los que ciertos ejercicios serán más beneficiosos para tu progreso y salud. En los días de ayuno, intenta mantener el ejercicio a baja o alta intensidad durante un período muy corto, para evitar agotar por completo tus reservas de glucógeno. Por otro lado, los días en los que comes más alimentos, incluyen sesiones de entrenamiento de mayor intensidad o más largas que queman más calorías para evitar cualquier almacenamiento significativo de la energía que consumiste ese día.

Cuenta la cantidad de calorías que necesitas

Idealmente, querrás asegurarse de consumir la mayoría de su ingesta calórica diaria en el período inmediatamente posterior a su período de entrenamiento. Esto no solo facilitará que tu cuerpo genere masa muscular, sino que también facilitará la recuperación del entrenamiento. Para hacer esto, querrás comenzar determinando los requerimientos calóricos que tu cuerpo necesita para desarrollar músculo.

Para hacerlo, necesitará determinar su Tasa Metabólica Basal (TMB), que es la cantidad de calorías que quema mientras descansa. Mientras más masa muscular tenga, mayor será su TMB. Esencialmente, esto significa que cuanto más físico muscular tenga, más calorías quemará durante todo el día. El cuerpo humano promedio quema alrededor del 60 por ciento de su consumo diario de calorías solo a través de procesos naturales diarios. A partir de ahí, el cuerpo quema alrededor del 30 por ciento de su energía en la actividad física y el 10 por ciento en la digestión.

Para determinar cuántas calorías quema tu cuerpo mientras descansa, puede usar la siguiente fórmula. Primero deberá determinar su peso en kilogramos dividiendo su peso actual por 2.2. También deberá determinar su altura en centímetros, que se puede encontrar tomando su altura en pulgadas y multiplicándola por 2.54.

Para las mujeres, la TMB será igual a 65.09 + (9.56 x peso en kilogramos) + (1.84 x altura en centímetros) - (4.67 x Edad).

El resultado final es la cantidad de calorías que quemas mientras tu cuerpo está en reposo. Por ejemplo, para un hombre que pesa 200 libras, su índice sería de unas 2.200 calorías. A partir de ahí, querrá usar la ecuación de Sterling-Pasmore para determinar cuántas calorías necesita en función de su cantidad actual de masa corporal magra. Cada libra de masa muscular magra requiere 13.8 calorías para soportarla. Puede determinar su masa corporal magra actual a partir de mediciones estándar de grasa corporal.

Calcular la masa muscular magra versus la masa grasa: grasa corporal% x peso de la escala = masa grasa Peso de la escala - masa grasa = masa corporal magra

Una vez que haya determinado su TMB, deberá tener en cuenta las calorías adicionales que se queman con el ejercicio.

- Si vives un estilo de vida principalmente sedimentario, querrás multiplicar tu TMB por 1.2.
- Si realizas una rutina de ejercicio ligero 3 o 4 veces por semana, querrás multiplicar su TMB por 1.375.
- Si realizas ejercicio moderado entre 3 y 5 días por semana, querrás multiplicar tu TMB por 1.55.
- Si haces ejercicio a una intensidad moderada 6 o 7 días a la semana, querrás multiplicar su TMB por 1.725.
- Si es extremadamente activo y hace ejercicio 6 o 7 días a la semana durante 90 minutos o más, querrá multiplicar su TMB por 1.9.

Con tu TMB en mente, querrá consumir aproximadamente el 20 por ciento de esas calorías antes de hacer ejercicio para obtener los mejores resultados. Esta comida o merienda debe ser una mezcla de calidad de carbohidratos y proteínas. Luego, cuando termines de hacer ejercicio, querrás consumir aproximadamente el 60 por ciento de sus calorías totales en algún momento en las próximas 2 a 4 horas. Esto puede parecer mucho, pero si te enfocas en alimentos densos en calorías, no debería ser un problema.

Además, con este tipo de configuración es importante tener en cuenta que normalmente es mejor concentrarse en una dieta con más carbohidratos y menos grasa para apoyar el crecimiento muscular. Esto se debe al hecho de que, después de un entrenamiento, querrás concentrarte en los carbohidratos en lugar de las grasas, lo que puede ser perjudicial. Esto no significa que va a querer eliminar todas las grasas, solo significa que va a querer limitar la cantidad de grasas que consume en sus comidas posteriores al entrenamiento.

Si llevas un estilo de vida mayormente sedimentario, entonces querrás ingerir aproximadamente 31 calorías por kilogramo por día para mantener su peso. Si eres un atleta recreativo, este número será entre 33 y 38 calorías. Si eres un atleta de resistencia, este número será de entre 35 y 50 calorías en función de tu entrenamiento. Si está entrenando con fuerza y haciendo mucho ejercicio, esto será entre 30 y 60 calorías en función de su entrenamiento.

Si está buscando desarrollar masa muscular, entonces querrás asegurarte de tomar entre 250 y 500 calorías adicionales por día, dependiendo del tipo de ejercicio que esté haciendo. Por otro lado, si estás haciendo ejercicio diariamente y estás buscando perder peso, entonces debe restar 300 calorías adicionales de su ingesta diaria. Esto lo ayudará no solo a perder peso, sino también a mantener la masa muscular en el proceso.

Hábitos

Todos tenemos malos hábitos, algunos peores que otros. Romper un hábito puede ser algo difícil de hacer, por lo que es mejor reemplazarlo con mejores alternativas al principio y progresar gradualmente desde allí. Los malos hábitos en realidad pueden considerarse una disfunción neurológica porque son intrusiones de mensajes engañosos que pueden causar una gran cantidad de problemas. (31) Estos mensajes engañosos pueden hacer que alguien se involucre en aliviar el estrés poco saludable y "volver al pasado". Lo bueno del ayuno intermitente es que, si tu objetivo es perder peso, muchos de los tamaños de sus porciones pueden seguir siendo los mismos, ya que principalmente estás redirigiendo las fuentes de energía de tu cuerpo al restringir tus comidas. Según Rebecca Gladding,

M.D., coautora del libro "You Are Not Your Brain" (tú no eres tu cerebro), esta puede ser una de las razones por las que es tan difícil romper con éxito los malos hábitos.

Dependiendo del hábito que intente romper, puedes adoptar una variedad de enfoques diferentes. Puedes intentar reemplazar algunos hábitos con otros ligeramente más saludables en algunos casos. Por ejemplo, si eres un fumador, el enfoque exitoso número uno para dejar de fumar es la transición al cigarro electrónico. Un estudio de 10 años realizado en el Reino Unido ha determinado que utilizar cigarros electrónicos es aproximadamente un 95% menos dañino que fumar tabaco. Un enfoque similar se adopta en algunos programas de rehabilitación en casos extremos, por ejemplo, a los adictos a la heroína a menudo se les da una sustancia llamada metadona para ayudarlos a eliminar el "hábito" más dañino. Otros hábitos pueden romperse más lentamente. Si tienes el mal hábito de tomar mucha gaseosa, puedes intentar reemplazar una bebida por día con un jugo más saludable bajo en azúcar o con agua con gas.

En lo que respecta a la comida, tenemos suerte hoy en día porque hay muchas alternativas deliciosas y saludables disponibles en casi todos los supermercados. Ahora ya sabemos cómo eliminar las grasas saturadas y el colesterol, pero ¿qué pasa con las golosinas y los bocadillos azucarados? Fácilmente disponibles y deliciosos, son demasiado buenos para que algunas personas los dejen pasar, pero tal vez eso se deba a que no saben de las otras cosas que podrían obtener. La fruta va a ser tu mejor amiga aquí. La fruta dulce, jugosa y madura, repleta de nutrientes, te dará una saludable fiebre del azúcar cuando la necesites. Si tu método de ayuno intermitente incluye una comida en la mañana, te recomiendo incluir una porción considerable de fruta para comenzar el día.

Mantente en el camino siendo alguien responsable

Hacerse responsable durante tu régimen es extremadamente importante. Especialmente con respecto a los parámetros nutricionales que te has dado. Interrumpiendo la mitad de un ayuno, la energía que consumes ni siquiera se puede usar porque la insulina ya está usando activamente el glucógeno en el hígado, por lo que solo se almacenará para aumentar el aumento de peso. En términos más simples, tu cuerpo estará demasiado ocupado para usar los alimentos que ingieres como energía y luego simplemente almacenarlos para más adelante. Se almacena para más tarde como grasa. Si termina convirtiéndose en energía instantánea, es un problema no tan importante, pero aun así desestabiliza temporalmente sus niveles de insulina que podrían dañar los resultados generales que tu ayuno tiene sobre la sensibilidad a la insulina. (21)

Hay muchas formas de responsabilizarse. Hacer un seguimiento de tu nutrición ya es uno de ellos. Al hacer esto, puede ver claramente los números día a día y semana a semana, por lo que puedes ver un registro imparcial del progreso real. También puedes incentivarte con recompensas. Las recompensas son una excelente manera de mantenerse motivado y alcanzar sus objetivos. Por ejemplo, podría prometerse un regalo como refrigerio, comida o restaurante favorito al final de cada semana, siempre y cuando te mantengas dentro de sus pautas preestablecidas. La belleza de estas prácticas de superación personal es que, literalmente, no habrá ningún incentivo para que te engañes o te mientas a ti mismo, por lo que es más probable que tengas éxito. Si te equivocas, tampoco hay vergüenza porque nadie más tiene que saberlo. Sé honesto contigo mismo y sigue adelante con cualquier a pesar de que cometas errores.

Estableciendo metas a corto y largo plazo

El establecimiento de objetivos formales es una buena idea si se tomas en serio tu destino. Si tu objetivo es perder peso, establezca una fecha y un peso específico que desee tener para esa fecha. Haga esto a largo y corto plazo. Para tus objetivos a largo plazo, piense en la línea de tiempo de 3, 6, 12 meses y más.

Visualizarse con éxito puede ser una excelente manera de mantenerse motivado durante este viaje. Si tu objetivo es perder peso, por ejemplo, imagine en su mente cómo se verá y, lo que es más importante, se sentirá cuando llegues a donde quieres estar.

Un viaje de 1,000 millas comienza con el primer paso. Piensa en tus objetivos a corto plazo como mini recompensas que alcanzas a diario. Querrás pensar en tus objetivos a corto plazo en términos de días y semanas. Tus objetivos diarios pueden incluir cosas como alcanzar sus niveles básicos, hacer el ejercicio requerido, preparar comidas exitosamente o mucho más. Probablemente tendrás muchos más objetivos diarios que objetivos a largo plazo, por lo que puede ser útil hacer una lista de los objetivos de sus próximos días la noche anterior. Luego, programa los registros en un diario, cada dos días y semanalmente. Si te equivocas en una meta diaria, no te preocupes. El objetivo del ayuno intermitente es darte control sobre el mantenimiento de su peso y la producción de insulina a largo plazo. Un error no obstaculizará tanto tu progreso como piensas, pero no aprender de ese error puede ser destructivo.

También deseas establecer metas razonables. No intentes ni esperes perder 10 libras por semana de manera segura, por ejemplo. De eso no se trata el ayuno intermitente. Recuerde, cuando se trata de ayuno intermitente y mujeres, ¡es un arte!

Asegúrese de anotar físicamente sus objetivos o ponerlos en la pantalla de inicio de tu teléfono. Un lugar donde siempre puedes verlos y recordarlos. El establecimiento de objetivos en realidad puede brindarte una probabilidad significativamente mayor de éxito, especialmente cuando los escribes. Esto se debe a que escribirlos pone estos objetivos más profundamente en tu cabeza y permite que tu subconsciente te ayude en tu viaje. (32)

Mantén la mentalidad correcta

Este es el aspecto psicológico más importante que debes tener durante tu viaje. El ayuno intermitente, especialmente al principio, puede requerir mucha fuerza de voluntad y concentración. El Dr. Westie, a quien mencioné en el Capítulo 2, descubrió que, en las primeras semanas habrían cambios de humor. Esto se debe a las caídas repentinas en los niveles de azúcar en la sangre, no son tan peligrosos, pero tu cuerpo todavía no está acostumbrado a ellas. El cerebro en realidad funciona con el azúcar en la sangre, por lo que los cambios pueden provocar algunos de estos efectos temporalmente; ansiedad, depresión, nerviosismo e incomodidad. Como referencia, el cerebro es básicamente lo último que deja de usar glucosa en el proceso de inanición, por lo que los niveles de agotamiento de glucosa que experimentarás serán mínimos en comparación. Sin embargo, con la mentalidad correcta, puedes combatir estos síntomas significativamente.

Es una buena práctica mantenerte positivo escribiendo cosas todos los días y que estás cerca de lograrlo. Si cometes un error en un día, anótelo y luego piense en una solución para anotar.

Mantente Ocupada

Una cosa que seguramente notará mientras estás en ayunos intermitentes es la cantidad de tiempo extra que tiene en el día o la semana. Piense cuánto de su día en este momento pasa pensando o haciendo algo sobre su próxima comida. ¡Está la cocina, la limpieza, las compras y lo peor de todo es decidir! Con muchas variaciones intermitentes de ayuno, puedes tener 1-2 comidas en su día de ayuno, y si decide prepararse, habrá aún menos trabajo.

En tu tiempo libre, intenta adquirir un nuevo hábito o proyecto. La meditación es algo increíble para probar, si aún no lo haces. La meditación puede ayudar a mantener una mentalidad positiva, te permite reflexionar honestamente sobre su progreso y calmar tu mente de las ocupadas vidas que todos vivimos hoy. Todo lo que necesitas para meditar también es 15 minutos y un lugar tranquilo. Rodéate de lo que te brinda paz, como tu ropa cómoda favorita en casa, una bebida de café caliente y tu música relajante favorita, preferiblemente algo instrumental. Establezca una hora, olvídate y permite que su mente esté en el momento sin distracciones. Practicar esto a diario puede traer muchos beneficios psicológicos y, por lo tanto, también beneficios fisiológicos.

Mantener tu mente activa también es importante. Una vez que hayas pasado la página de transición, busca un proyecto o tema que te interese, uno que requiera un mayor nivel de pensamiento y tiempo. También puedes adquirir el hábito de seguir su progreso en tus respectivos proyectos mientras también realizas un seguimiento de tu viaje de control de peso con ayuno intermitente. Tener el hábito de ser honesta contigo misma y hacer un seguimiento del progreso que realizas en todos los aspectos de la vida, al mismo tiempo que te recompensas por hacerlo con éxito, realmente puede ayudarte a estar motivada y alcanzar objetivos adicionales.

Toma café

El té también funciona, pero hay un 50-70% más del ingrediente activo que suprime el apetito, en el café. También puedes tomar pastillas de cafeína si te preocupa la dosificación específica y obtener la cantidad perfecta. La cafeína realmente te ayudará a suprimir el apetito y hará que sea mucho más fácil pasar el tiempo sin comida, especialmente al principio. (35) La cafeína es un estimulante y no suprime directamente el apetito. En cambio, en realidad está ordenando al cuerpo que use su sistema nervioso simpático (lucha o huida) que reduce la energía dirigida a las funciones digestivas.

La cafeína también estimula la termogénesis en su cuerpo. ¿Recuerdas al principio del capítulo 4 cuando mencioné el apio y cómo en realidad no quema calorías? Bueno, el café tiene un efecto estimulante en el proceso de producción de calor en tu cuerpo, ese proceso es la termogénesis. Si bien el café todavía no quema calorías dentro de tu cuerpo, el efecto termogénico de su consumo, combinado con ejercicio y ayuno puede aumentar aún más la energía en la producción de calor.

Si bien el consumo de cafeína será una ayuda muy beneficiosa, especialmente para los recién llegados al ayuno intermitente, cuando se obtiene del café y el té también puede tener efectos deshidratantes. La cafeína en el café aumenta el flujo sanguíneo hacia el hígado y hace que tu cuerpo excrete más líquidos de los que consumes. Es por eso que, cuando bebes mucho café o una bebida azucarada como el té helado, te encontrarás haciendo varios viajes al baño. Debido a que es extremadamente importante mantenerse hidratado durante cualquier viaje en ayunas, puede ser una práctica segura limitarse a dos tazas de café por día en los días de ayuno, y una en otro día. También puedes correlacionar la cantidad de agua que bebes con la cantidad de café que tomaste. Es decir, puedes beber dos vasos de agua por cada taza de café que tomes. Sin embargo, tenga cuidado con este método, puedes terminar yendo al baño cada 15 minutos, y orinar demasiado puede eliminar todos sus electrolitos que juegan un papel importante en la función cerebral, especialmente durante el ayuno.

Encuentra soporte en tu comunidad

Es posible que deba buscar en línea algunos foros, hablar con su familia y amigos y buscar activamente personas con ideas afines diariamente. Incluso antes de comenzar tu ayuno, puedes hablar con personas con experiencia en el área o cuyas opiniones valoras. Puedes contarles sobre tus planes e incluso ver si están dispuestos a darte una opinión. Si bien en realidad estás en ayunos intermitentes, el Internet y las redes sociales pueden ser una fuente increíble para encontrar apoyo con cualquier problema que pueda aparecer. Si te mantienes actualizado en la comunidad, también te darás cuenta de las nuevas investigaciones que se realizarán, podrás aprender de los errores de otras personas y, en primer lugar, también evitarás grandes errores. También hay una gran cantidad de atletas profesionales y personas de interés que puedes seguir a través de las redes sociales para aprender cada vez más. Cuanto más te rodees de expertos en ayuno intermitente, más sabrás eventualmente.

Construye tu régimen como parte de tu vida

Mientras planifica tu ayuno intermitente, ten en cuenta las horas del día y los días de la semana en que te gusta comer y beber socialmente. Si normalmente sales después del trabajo los viernes, por ejemplo, y estás utilizando el método de ayuno creciente, asegúrate de que un día de alimentación se alineará con los viernes. Todos vivimos una vida ocupada y no quieres que el ayuno intermitente te haga sentir miserable. Se supone que es un cambio de estilo de vida positivo. Entonces, si ya estás en el camino del ayuno intermitente y encuentras más y más obstáculos sociales todos los días, considera cambiar el plan. Por otro lado, si enfrentas numerosos obstáculos diariamente, puede ser una indicación de que necesitas eliminar algunos hábitos poco saludables de tu vida. Recuerda que tu salud es lo más importante, no tu vida social.

Otra forma en que puedes mitigar tu vida social y el régimen de ayuno de los problemas más grandes es tener una alta capacidad para adaptarte. Aprende a adaptarte sobre el terreno a situaciones sociales espontáneas. ¿El cumpleaños de alguien en el trabajo y te ofrecieron pastel en un día de ayuno?

Da las gracias y llévatelo a casa por tu recompensa al final de la semana.

Capítulo 8: Mitos del ayuno intermitente *REVELADOS*

Ahora que hemos cubierto la ciencia y la historia, los beneficios que tienes como mujer, revelaremos algunos mitos comunes que quizás hayas escuchado. Esta sección contendrá la información que puedes usar para refutar rápidamente cualquier crítica común que la gente pueda lanzar. Si buscas en línea, verás un suministro interminable de contenido que predica información errónea sobre casi todos los temas. El ayuno intermitente no es diferente. Aquí algunos mitos que debes saber no son ciertos.

MITO: "NUNCA debes estar en ayunas de forma intermitente si eres mujer. ¡Arruinarás todas tus hormonas!"

Si bien el ayuno intermitente como mujer puede tomar algunas precauciones adicionales, es una práctica perfectamente segura para la mayoría de las mujeres. Si bien algunos métodos practicados pueden parecer duros, la práctica adecuada solo beneficiará los procesos hormonales. Estás controlando las tendencias de producción de insulina dentro de su propio cuerpo y, por lo tanto, controlando cuánta energía utiliza la ingesta de calorías y la energía previamente almacenada (glucógeno).

Si eres una atleta, por ejemplo, una físico culturista, y estás en la etapa de aumentar tu masa muscular, entonces debes comenzar con variaciones menos intensas del método de crescendo. Además, intenta consumir muchas calorías saludables, ¡la mantequilla de maní es una fuente increíble de proteínas, grasas buenas y calorías!

MITO: "El ayuno intermitente te permite perder grasa mientras aumentas tu masa muscular".

En la mayoría de los casos, el ayuno intermitente suele ser un tratamiento y prevención para la pérdida de peso, sin embargo, si desea mantener su peso corporal durante el entrenamiento de resistencia, deberá adoptar un enfoque diferente al consumir muchas más calorías en sus ventanas de alimentación. Sin embargo, si su objetivo es perder peso, entonces el ayuno intermitente te tendrá naturalmente en un déficit calórico. No puedes aumentar de peso mientras tienes un verdadero déficit de calorías porque esto significa que estás expulsando más energía de la que estás consumiendo. Si pudieras subir de peso con un déficit, significaría que podrías crear algo de la nada. Por lo tanto, no perderá grasa ni ganará músculo al mismo tiempo.

Mito: "vas a perder masa muscular si practicas el ayuno intermitente"

Si bien sería muy poco probable que aumente de peso mientras se realiza el ayuno intermitente cuando se realiza correctamente, no se observa una reducción significativa de la masa muscular. Para la mujer promedio, una vez que haya hecho la transición a un ayuno, su cuerpo comenzará a usar el glucógeno previamente almacenado en su hígado. Después de las células de grasa del hígado, el glucógeno que se encuentra en las otras células de grasa se usará para obtener energía. Básicamente, el cuerpo solo usa carbohidratos y grasas como energía, la proteína es una fuente extremadamente ineficiente y, por lo tanto, solo comenzará a usarse al comienzo del proceso de inanición. (4)

MITO: "Si haces un ayuno intermitente, pase lo que pase, te desnutrirás".

Esto es falso La mujer promedio de 18 a 60 años necesita 2000-2,400 calorías por día para mantener su peso corporal. Se diseñará un plan de comidas adecuadamente diseñado para brindarle un mínimo de 2-5% por encima de sus propios niveles base calculados.

MITO: "El ayuno intermitente es solo una alternativa a la merienda durante todo el día"

Esto está lejos del caso. Si bien se limita a meriendas saludables y no a comidas completas durante todo el día, lo más probable es que tengas un déficit calórico y, por lo tanto, pierdas peso, sin embargo, no tendrá ningún beneficio en tu sensibilidad a la insulina. Si la merienda que consume no es limpia y no tiene ingredientes de calidad, entonces esto contribuirá a su resistencia a la insulina.

Capítulo 9: Pérdida de peso, cuerpo delgado y cómo obtener el mejor cuerpo de tu vida

Muchas personas que realizan un ayuno intermitente lo hacen como una forma de ayudarlos a adelgazar, recortar y perder peso. Están cansados de quedarse atrapados en las mesetas, o están listos para comenzar su viaje de pérdida de peso para siempre y han decidido que el ayuno intermitente es la opción correcta para alcanzar esta meta. Si estás ayunando para perder peso, entonces este capítulo es para ti. Analizaremos algunas de las claves para mantener y perder peso, cómo hacer ejercicio correctamente, por qué el aumento muscular es bueno para este plan de peso, ¡y mucho más!

¿Cuáles son las claves más importantes para la pérdida de peso y cómo mantenerla?

Hay muchos consejos que dicen ser los mejores para ayudarte a perder peso, aunque muchos de ellos tienden a contradecirse. Uno promete bajar de peso si hace esto, pero luego hablará de cómo esa idea original simplemente lo hará subir de peso. Cuando estés lista para usar el ayuno intermitente y perder peso, asegúrate de seguir estos consejos importantes:

- Comienza con una dieta saludable: una dieta saludable es una de las cosas más importantes cuando se trata de perder peso. Claro, el ejercicio es importante y puede ayudar con la pérdida de peso. Pero el ejercicio es solo el 20 por ciento de la historia, mientras que la dieta que come es del 80 por ciento. Asegúrate de estar comiendo una dieta bien balanceada, y la pérdida de peso será más fácil que antes.

- Cuida tus porciones: esto es especialmente importante justo cuando terminas tu ayuno. Tendrás mucha hambre después del ayuno, y tal vez quieras engullir todo a la vista. Pero debe tener en cuenta tus porciones para asegurarse de no absorber demasiado, incluso después del ayuno.

- Intenta comer con atención: muchas veces, tenemos un plato de comida frente a nosotros, y simplemente lo devoramos lo más rápido posible. Para cuando nuestro estómago puede decirle al cerebro que está lleno, hemos consumido demasiadas calorías y hemos perdido peso. Comer conscientemente es cuando te tomas tu tiempo, piensas en lo que estás comiendo, mastica lentamente tus mordiscos y aprendes a escuchar a tu cuerpo. Cuando comes de esta manera, te aseguras de que el cuerpo obtenga suficientes calorías, pero puede detenerse con suficiente tiempo antes de exagerar y comer demasiado.

- Evita los desencadenantes emocionales: los desencadenantes emocionales pueden causar que incluso los mejores planes se arruinen. Si comes porque estás aburrida, cuando estás cansada, cuando te sientes molesta o por cualquier otra razón que no sea hambre, esto puede ser un gran problema. Debes aprender a evitar o manejar estos desencadenantes emocionales para asegurarte de obtener la pérdida de peso que mereces.

- No te llenes de calorías: recuerda que no debe tomar las calorías que necesitas durante el día. Un café con algunos extras aquí, un poco de refresco allí, un poco de vino con la cena, y más, pueden sumar rápidamente. Puede que no valgan muchas calorías por sí mismas, pero cuando combinas todas esas y más en su día, estás consumiendo muchas calorías adicionales, sin ninguno de los beneficios nutricionales. Trata de consumir principalmente agua, té, café y otras bebidas no calóricas y mantén tus calorías reservadas para alimentos nutritivos y de alta calidad.

- Ten una meta en mente: cuando tengas una buena meta en mente y mantengas tu motivación alta, verás pérdida de peso con cualquier tipo de plan de dieta. Escribe el objetivo y déjalo en un lugar que puedas ver regularmente. Esto asegurará que puedas ver los excelentes resultados que deseas, sin sentirte deprimida o darte por vencida.

Cómo experimentar la pérdida de peso de manera segura y efectiva

Si bien un ayuno intermitente puede ser una excelente manera de ayudarte a limitar naturalmente la cantidad de calorías que consumes cada día, también es importante tener una buena idea de cuántas calorías debes ingerir cada día. Cada persona será diferente y, a menudo, determinará sus objetivos, cuánto necesita perder y qué tan rápido desea perderlo puede determinar la cantidad de déficit de calorías que necesita.

Primero, necesitamos calcular la cantidad de calorías que necesita para sobrevivir cada día. Este es un número esencial que puede ayudarlo a mantener, ganar o perder peso en función de sus objetivos. A menudo, la fórmula de Harris-Benedict se usará para ayudar a determinar la tasa metabólica basal. Esta tasa estará determinada por algunos factores diferentes que incluyen el tamaño del cuerpo, edad y sexo. Este número simplemente te dirán cuántas calorías quemarías solo estando despierto. Por supuesto, dado que incluso en los días de descanso te levantas de la cama y te mueves, es necesario hacer algunos ajustes en el número. Veamos la fórmula básica para este primer pensamiento.

Para las mujeres, la fórmula es 655 + (4.35 X peso en libras) + (4.7 X altura en pulgadas) - (4.7 X edad en años)

Este es el número que necesitas si acaba de despertarse y permanecer en la cama todo el día. Además, necesitarás encontrar un nuevo número basado en qué tan activa estés cada día. Los números que puedes utilizar incluyen:

- Sedentario o poco para no hacer ejercicio durante la semana: 1.2
- Ligeramente activo o entrenas ligeramente durante unos días a la semana: 1.375

- Moderadamente activo o entrena a un ritmo moderado de tres a cinco días a la semana: 1.55
- Muy activo o haces ejercicio duro y trabajas de 6 a 7 días de la semana: 1.725
- Extra activo: 1.9

Determine su nivel de actividad y luego multiplíquelo con el BMR que obtuvo en la primera fórmula. Esto le dará la cantidad de calorías que necesita solo para mantener su peso actual. Sé honesto contigo misma aquí. Si solo realizas algunas caminatas ligeras después de la cena, diez probablemente sea mejor mantenerse sedentaria en lugar de estar ligeramente activa. Si eliges un nivel de actividad más alto que el actual, simplemente se está dañando a sí mismo.

A partir de aquí, debes trabajar en un déficit de calorías para perder peso. Puedes hacer esto agregando un poco más de ejercicio, manteniendo la misma ingesta de alimentos o reduciendo sus calorías cada día. Hacer una combinación de ambos a menudo funciona bien para la mayoría de las personas. Esto les ayuda a no sentir demasiado cuando están sin comida, y entonces tampoco tienes que ejercitarte como loco para mantenerla. Algunas de las formas en que puede limitar sus calorías y terminar con un déficit al final del día incluyen:

- Para una pérdida de peso óptima, querrás reducir tus calorías a aproximadamente 15 a 20 por ciento por debajo de los niveles de mantenimiento que tenemos arriba.

- Debes reducir tus calorías en aproximadamente 500, pero nunca más de 1000.

- Para nosotras las mujeres, es mejor no bajar de 1200 calorías durante el día. Ir demasiado por debajo de esto de manera regular puede ser difícil de mantener y dificultará la obtención de la nutrición que necesita.

- Es mejor apuntar a perder entre 1 y 2 libras de peso cada semana. Si estás perdiendo peso mucho más rápido que esto, entonces es poco probable que estés perdiendo grasa.

¿Debería de enfocarme en la perdida de grasa o peso?

Puede haber una gran diferencia cuando se trata de perder grasa y perder peso. Tu objetivo con el ayuno debería ser concentrarte más en perder grasa, en lugar de perder peso. Cuando pierdes peso, puedes perder un poco de todo, incluido el tamaño de los órganos, fluidos, músculos y grasas. Pero con la pérdida de grasa, solo te estás concentrando en perder grasa y ninguna de las otras cosas. Cuando pierdes grasa, perderás peso, solo estás concentrando esa pérdida de peso en perder grasa estrictamente, en lugar de perder todas las demás cosas también.

Para ayudarte a determinar si solo está perdiendo peso o si está perdiendo grasa, puede hacer una prueba de grasa corporal. Si eres una mujer que pesa alrededor de 150 libras con un 35 por ciento de grasa, entonces lleva más de 52 libras de grasa en el cuerpo. Una mujer saludable ideal tendrá alrededor del 25 por ciento de grasa, lo que significa 37 libras (si vamos con la mujer de 150 libras), por lo que una pérdida de 15 libras de grasa sería útil para llevarte a un nivel más saludable.

Si solo se estuviera concentrando en perder peso, es posible que pueda perder 20 libras en total, pero si solo diez de esas libras pueden de las reservas de grasa del cuerpo, todavía estaría en un 32 por ciento de grasa en el cuerpo. Para alcanzar el nivel de grasa corporal del 25 por ciento en el ejemplo del que hablamos antes, todas las 20 libras deben provenir de la grasa.

Cuando estás perdiendo peso, la mejor manera de perder grasa es agregar algo de entrenamiento de fuerza al plan de acondicionamiento físico que está haciendo. Si bien el ejercicio cardiovascular puede ayudarte a perder algo de grasa temporalmente y puede ser bueno para su corazón, las libras que pierdes de este tipo de ejercicio volverán cuando dejes de hacer actovodad física o limites el ejercicio cardiovascular. Esto se debe a que no estás acumulando masa muscular para ayudar a subir de peso. Muchas mujeres están preocupadas por aumentar de peso cuando levantan pesas o ganar demasiado músculo. Esto no es realmente una preocupación para la mayoría de la población, por lo que está bien agregar algo de entrenamiento con pesas para aumentar los músculos en todo el cuerpo.

Muchas personas en un ayuno intermitente se preocupan de que tengan que perder grasa o ganar músculo, de que no puedan hacer ambas cosas. Pero estas dos ideas no son exclusivas y puede ver algunos beneficios de trabajar juntos. Cuando implemente una rutina de levantamiento de pesas en su vida, incluso si es solo por unos pocos días a la semana, notarás rápidamente que hay más pérdida de grasa, que se recorta y que es más fácil quemar todo el tiempo.

Ahora, cuando pierdes peso, a veces es inevitable perderlo de otras fuentes que no sean grasas. Desearías que la mayoría provenga de la grasa, pero habrá algo de peso en el agua e incluso masa muscular cuando se concentre en perder peso en general. Pero con la pérdida de masa muscular, puede tener un efecto de rebote que puede conducir al aumento de peso con el tiempo. El músculo es muy activo metabólicamente y puede encender el horno para que su metabolismo sea rápido y queme calorías. Con la cantidad correcta de masa muscular, quemarás más calorías, incluso si solo te sientas en el sofá durante el día. cuando pierde masa muscular, significa que el metabolismo se ralentizará y el peso volverá a aparecer.

Si solo te enfocas en perder peso, comenzarás a perder algo de masa muscular. Por eso es tan importante implementar un plan de levantamiento de pesas en su rutina. Muchas veces nos enfocamos en hacer cardio para ayudar con la pérdida de peso. El cardio también puede ser importante y no debes ignorarlo. Pero agregar al menos unos días de levantamiento de pesas puede marcar la diferencia en lo que respecta a su entrenamiento y la cantidad de masa muscular que puedes mantener.

Capítulo 10: El mejor plan de dieta para complementar un ayuno intermitente

Cuando decida seguir un ayuno intermitente, descubrirá que puede elegir cualquier tipo de plan de dieta que desee. No existe un plan de dieta oficial para el ayuno y ninguno de ellos puede funcionar. La parte importante es recordar que necesitas comer alimentos saludables. Si continúas comiendo tu dieta tradicional con muchos azúcares, carbohidratos y alimentos procesados, no hay esperanza de que vea grandes resultados con el ayuno intermitente.

Dicho esto, muchas personas han descubierto que agregar la dieta cetogénica con un ayuno intermitente puede ser una de las mejores cosas para acelerar sus resultados y ayudar a evitar el hambre. Ambos planes de dieta se centran en poner el cuerpo en cetosis, o el proceso donde el cuerpo quema grasa en lugar de carbohidratos. Una dieta cetogénica es aquella que se enfoca en comer cantidades muy bajas de carbohidratos durante el día, generalmente menos de 50 gramos durante todo el día. El resto de sus calorías provendrá de grasas saludables y cantidades moderadas de proteínas.

Por sí solo, un ayuno intermitente es increíble para ayudarlo a perder peso y, mientras está ayunando, puede ayudar a su cuerpo a quemar grasa como combustible. Pero cuando llegas a tu momento de comer, es posible cargar carbohidratos y luego el cuerpo vuelve a eso como fuente de energía. Todavía puedes ver resultados, pero cuando implementas la dieta cetogénica también, el cuerpo nunca recibirá suficientes carbohidratos para suplirse como una fuente de combustible viable. El cuerpo comenzará a depender solo de grasas saludables como combustible.

La grasa es una forma de energía mucho más eficiente que los carbohidratos y azúcares. El cuerpo podrá quemar las grasas que comes, así como cualquier exceso de grasa corporal que esté por ahí y que cause aumento de peso y condiciones no tan favorables de salud. Muchas personas encuentran que agregar tanto la dieta cetogénica como un ayuno intermitente en conjunto puede hacer algunas maravillas para la salud en general y puede hacer que pierdas peso casi de la noche a la mañana.

La parte de ayuno intermitente funcionará igual cuando combine estos dos planes de alimentación. Simplemente elije el método que funcione mejor para ti y luego sigue con el protocolo que te funcione. Con la dieta cetogénica, deberás hacer algunos cambios en la forma en que comes.

Las ideas de una dieta cetogénica son bastante simples de seguir, pero dan vuelta las ideas tradicionales sobre la dieta. Con la dieta cetogénica, se centrará en consumir grandes cantidades de grasas saludables, cantidades moderadas de proteínas y cantidades muy bajas de carbohidratos. Alrededor del 70 al 75 por ciento de sus calorías diarias deben provenir de fuentes saludables de grasas, como carnes, quesos, lácteos y aceite de oliva. Alrededor del 20 por ciento de sus calorías diarias pueden provenir de una fuente saludable de proteínas. Y el último cinco por ciento debe reservarse para sus carbohidratos para darle a tu cuerpo los nutrientes que necesita.

Cuando combinas estos dos planes de alimentación, el cuerpo entra en cetosis más rápido que nunca. La cetosis ayuda al cuerpo a quemar mucha grasa extra alrededor del mismo. Puede darte más energía y finalmente te ayudará a romper tu adicción a los azúcares y carbohidratos en favor de alimentos más saludables.

Si bien técnicamente puedes elegir cualquier tipo de plan alimenticio que desees como plan de ayuno intermitente, siempre y cuando se centre en comer alimentos saludables y nutritivos, muchas personas encuentran que seguir la dieta cetogénica junto con un ayuno intermitente, es una de las mejores maneras de asegurar que te mantengas saludable y pierdas peso lo más rápido posible.

Capítulo 11: Tips y Trucos

Use esta sección como referencia rápida de los beneficios de un régimen de ayuno intermitente bien planificado y ejecutado metódicamente.

¿Cómo mantenerte motivada mientras ayuno?

La mayoría de las personas comienzan cualquier dieta realmente motivadas al principio, pero luego se desaniman cuando no obtienen los resultados que desean lo suficientemente rápido. Primero, deben comprender que este es un estilo de vida y no una dieta nocturna. También deben comprender que nada es fácil o instantáneo. Todo lleva un poco de tiempo. Aquí hay algunos consejos que pueden ayudarte a mantenerte motivada.

Practica un día a la vez, y anota tu progreso

Es importante realizar un seguimiento no solo de tu progreso diario, sino también de todas esas veces que te haces la víctima y no puedes evitar ser demasiado dura con ti misma cuando no alcanzas una meta determinada. Piensa en esto: ¿cómo puedo mejorar desde aquí? Diseña un plan paso a paso para llegar allí. Puedes hacer esto para los problemas más simples como práctica y luego implementar este método de resolución de problemas en áreas más grandes de su vida. Anote todo y compare sus datos pasados con sus datos actuales cada cierto tiempo.

Compra dentro del perímetro y prepara tu comida

Los alimentos más saludables en los supermercados suelen estar en el perímetro de la tienda. La mayoría de los alimentos procesados son ricos en sal, azúcar, grasa y colesterol. Acostúmbrese a consumir alimentos integrales. La preparación de comidas no solo le ahorrará aún más tiempo, sino que también lo hará más propenso a cumplir con su plan. Acostúmbrate a preparar tu comida 2-3 veces por semana.

Mantén a tu cuerpo en modo adivinar

Cambia los ejercicios que haces regularmente y sigue una dieta con mucha variedad de calidad. Los expertos sugieren que, para evitar alcanzar una meseta en su trabajo, debes cambiar tu rutina de ejercicios cada 2-5 semanas. Las mesetas ocurren cuando su cuerpo comienza a adaptarse a una rutina de ejercicios. www.bodybuilding.com es un excelente recurso para cambiar su trabajo.

¡Mantente hidratada!

Este consejo es básicamente el más fácil de todos, pero es uno de los más ignorados. Necesita beber mucha agua y otras bebidas durante todo el día. No a todos les gusta el sabor del agua o tener que ir al baño cada media hora. Sin embargo, es crucial asegurarse de que estamos bebiendo mucha agua por día, ya que estar en ayunas hará que tu cuerpo se deshidrate más rápido de lo normal. Además, beber más agua en realidad hará que te sientas más llena, lo que facilitará el proceso de ayuno como resultado.

Incluso entonces, tomar agua con frecuencia tiene sus numerosos beneficios. Uno de ellos es mantenerte satisfecho, al no sentir hambre la mayor parte del tiempo. Muchas veces, el hambre que sentimos es a menudo a causa de la deshidratación. Por lo tanto, es importante que bebamos mucha agua y nos mantengamos hidratadas durante todo el día.

Además del agua, también puedes tomar una taza de té o café. Incluso entonces, para mantenerte hidratada, toma agua durante todo el día. Cuando no tiene alimentos en su sistema, el cuerpo aprovecha la oportunidad para desintoxicar el hígado. El agua que beba se usará para eliminar las toxinas. Si no bebe agua, las toxinas se eliminarán con agua de reserva en su cuerpo. Esto te dejará bastante deshidratado.

Bebe Caldo De Hueso

Alternativamente, puede beber caldo de hueso cuando está en ayunas. Si te aburres del agua y otras bebidas, prueba el caldo de hueso. Puede elegir preparar algunos en casa o comprar preenvasados en el supermercado local.

El caldo contiene muy pocas calorías, lo que es insignificante en nuestro caso. Sin embargo, los beneficios de los micronutrientes en el caldo de hueso son inmensos. Durante muchos años, este caldo ha sido reconocido como un supresor efectivo del apetito. Los estudios confirman que en realidad puede suprimir el apetito en los mamíferos. Se cree que tiene propiedades contra la obesidad y es bien conocido por regular el azúcar en la sangre.

Si los dolores de hambre persisten mientras ayunas, calienta una taza de caldo y tómala. Una taza es suficiente para suprimir el hambre y mantenerte saciado hasta la hora de tu comida.

Considera el soporte profesional:

Debes consultar a un experto en salud antes de embarcarse completamente en este estilo de vida muy beneficioso. Un experto en salud puede guiarte a través de los cambios que necesita hacer y permitirle hacer una transición segura al estilo de vida de ayuno intermitente. Debería considerar buscar consejo en lugar de tratar de adivinar qué es lo mejor para usted.

Cómo mantenerte motivada mientras ayunas

La mayoría de las personas comienzan cualquier dieta realmente motivada al principio, pero luego se desaniman cuando no obtienen los resultados que desean lo suficientemente rápido. Primero, debe comprender que este es un estilo de vida y no una dieta nocturna. También debe comprender que nada es fácil o instantáneo. Todo lleva un poco de tiempo. Aquí hay algunos consejos que pueden ayudarlo a mantenerse motivado.

Usa el espejo y no la balanza

Al comienzo de tu dieta, mírate después de la ducha. Observa de cerca tu cuerpo y observa qué partes necesitan tonificarse y dónde necesita perder algo de grasa. También puedes tomarte una foto y seguir observando los cambios de forma regular. Evita usar una balanza porque seguramente lo desanimará.

Busca variedad en tus comidas

A nadie le gusta comer la misma comida todos los días. Debe descubrir cuáles son los mejores alimentos posibles para los días de ayuno y asegurarse de comer sano en sus días libres. Una vez que descubra excelentes alimentos, podrá descubrir nuevas recetas y cómo preparar comidas que realmente disfrutes.

Comienza con una amiga

Cuando comiences el estilo de vida de ayuno intermitente, busca a alguien con quien puedas asociarte. Puede ser una pareja, un familiar, un cónyuge o un amigo cercano. Siga la dieta con él / ella y utilícense como competencia sana cuando entrenen. También pueden motivarse y animarse mutuamente. Tener a alguien con quien planificar comidas e ir de compras es una excelente manera de mantenerse motivado.

Incluso mientras ayunas, recuerda continuar manteniendo un estilo de vida saludable. Aprende a comer alimentos saludables y tener una dieta equilibrada siempre. Elije siempre productos frescos y alimentos sin procesar. Si descansas lo suficiente cada día, hacer ejercicio regularmente, entonces pronto estarás más saludable, te verás mejor, perderás peso y disfrutarás de todos los beneficios que conlleva el ayuno intermitente.

Mantente positiva

Una mujer con una mentalidad positiva y orientada a objetivos tendrá muchas más probabilidades de tener éxito. Durante su viaje de ayuno intermitente, recuerda que es un catalizador para un cambio de estilo de vida y no pretende ser una dieta extremadamente restrictiva o dura. ¡Hacer ejercicio, realizar pruebas de intelecto, pasar tiempo en la naturaleza, meditar y practicar yoga son solo algunas de las muchas formas en que puede tomar medidas para mantenerse positiva durante su viaje!

Capítulo 12: Ayunos más largos, por qué el ayuno intermitente para las mujeres es un arte y vamos concluyendo las cosas

Una vez que hayas probado el ayuno intermitente, hayas recibido beneficios y hayas decidido que este estilo de vida y este régimen son para ti, también puedes intentar un ayuno más prolongado para ver qué beneficios puedes aportar. Es importante ser razonable cuando experimentes con métodos de ayuno más largos y responda a cualquier efecto adverso que puedas experimentar de inmediato. No empieces tu primer ayuno largo tratando de hacerlo durante una semana completa, comienza con algo así como 48 horas completas. Ayunar así, aunque está más cerca del extremo, sigue siendo una forma comprobada de catalizar la pérdida de peso. Después de que tu cuerpo obtiene la mayor parte de su energía de sus células de hígado y grasa, puede esperar comenzar a perder peso y una pérdida de peso significativamente rápida. Esto se debe a que su cuerpo utilizará su grasa como energía.

La pérdida de peso puede promediar entre 1 y 2 libras por día durante la primera semana más o menos y luego disminuir gradualmente a partir de ahí a un promedio de aproximadamente media libra por día. (37) Esto se debe principalmente a la pérdida de peso del agua, pero también dependerá de una variedad de factores individuales. En cierto sentido, estos largos ayunos obligarán a tu cuerpo a la cetosis, el nombre específico para cuando su cuerpo utiliza principalmente la grasa como energía. Cuanto más tiempo esté en cetosis, más reservas de grasa se utilizarán como energía. Después del ayuno, si decide seguir perdiendo peso, puede aumentar su ingesta de proteínas mientras reduce su ingesta de grasas. Sin embargo, como se dijo antes, la ingesta de grasas nunca debe caer por debajo del 15% de su cartera nutricional para que se considere segura para nosotras las mujeres.

Si bien estos ayunos más largos pueden ser efectivos para aumentar significativamente la pérdida de peso e incluso usarse para limpiar el cuerpo de la acumulación de toxinas, debe considerarse que se asemeja más a una dieta de alto impacto. Un estudio en una revista médica de posgrado tiene 46 pacientes en ayunas durante un período de dos semanas para estudiar los efectos sobre la pérdida de peso en un entorno científico. Por supuesto, todos los pacientes que ayunaron correctamente perdieron peso, pero en los 2 años de seguimiento, el 50% de los pacientes recuperaron su peso. (38)

Puede ser mucho para asimilar, lo sé, pero ahora hemos cubierto todo lo que necesita saber sobre el ayuno intermitente como mujer. Si bien el ayuno, en general, es una herramienta eficaz para perder peso, el ayuno intermitente es mucho más efectivo no solo para perder peso sino también para mantener un peso corporal saludable después.

Como mujer, el ayuno intermitente es un arte. ¿Cómo es eso? Si tomas algunos de los grandes artistas de la historia, por ejemplo, todos tienen algunos puntos en común, es decir, paciencia, determinación, enfoque, perseverancia, dirección y un montón de pruebas y errores. Lo más probable es que tengas algunos problemas en tu viaje de ayuno intermitente y eso está bien. Al principio, piensa en ello como un experimento probando los diferentes métodos comunes y brindándoles sus propios ajustes únicos. Esta parte requerirá paciencia y concentración. Mantenga un registro de su progreso y los resultados de los métodos respectivos, sea honesto en su reflejo de sí mismo y planifique cómo mejorar. Primero quería explicarte el ayuno intermitente como mujer desde una perspectiva científica para aclarar cualquier preocupación que puedas tener sobre la salud y el bienestar. Con una sobresaturación de las advertencias de ayuno para las mujeres en línea, la mayoría sin base científica y viviendo exclusivamente de rumores y exageraciones, es importante mantenerse informada y conocer los procesos biológicos básicos que en realidad se ven afectados por el ayuno intermitente. Finalmente, toma dirección. Una vez más, debe establecer objetivos para dónde quiere ir y quién quiere ser para tener éxito en su viaje. Después de todo, un viaje sin un destino realmente es solo vagar, vagando de un lado a otro.

En conclusión, el ayuno intermitente para la mayoría de las mujeres es más que una herramienta adecuada para la pérdida de peso y el control de peso saludable. Esto solo es cierto si el régimen de ayuno está bien planificado basado en el conocimiento personal y cuando está lleno de una dieta libre de grasas saturadas y colesterol y una variedad de alimentos saludables de calidad.

Términos y definiciones

Capítulo 1

Estado de ayuno: Un estado metabólico en el que las reservas de grasa previamente inaccesibles se utilizan como energía. Por lo general, esto tomará 12 horas de ayuno para lograrlo o un ayuno intermitente regular con el tiempo.

Ayuno: el proceso en el que alguien restringe conscientemente las calorías consumidas a una variedad de parámetros individuales por varias razones diferentes, es decir, pérdida de peso y prácticas culturales.

Estado alimentado: un estado metabólico alcanzado cuando los niveles más altos de nutrientes, azúcar en sangre e insulina están en la sangre debido a una ingesta reciente de calorías.

Ayuno intermitente: restringir conscientemente la ingesta calórica y controlar el nivel de insulina en sangre de forma regular y periódica.

Metabolismo: el proceso químico que es sensible a los factores hormonales y ambientales, su cuerpo a cargo del consumo de energía, la producción y el uso.

Obesidad: los porcentajes de grasa corporal y el exceso de grasa abdominal han alcanzado un umbral y se experimentan efectos adversos para la salud. Esto está directamente relacionado con el consumo de alimentos ricos en azúcar, grasas saturadas y colesterol en la dieta.

Ramadán: una práctica cultural de los musulmanes en la que ayunan todos los días desde el amanecer hasta el anochecer durante un mes.

Capítulo 2

Sistema nervioso autónomo: la parte del sistema nervioso que es responsable de todos los procesos corporales inconscientes. Un proceso biológico que no tiene que hacer conscientemente, como respirar y mantener los latidos de su corazón.

Diabetes: una enfermedad que dificulta la capacidad del cuerpo para producir o incluso responder a la insulina. Esto da como resultado niveles peligrosamente más altos de azúcar en la sangre y disfunción metabólica.

Hipertensión: el término utilizado para describir la presión arterial anormalmente alta

Colesterol LDL y colesterol HDL: LDL o lipoproteínas de baja densidad también se conocen como colesterol malo. Al leer las etiquetas de nutrición, el colesterol que figura en ellas será el colesterol LDL. El LDL está directamente relacionado con la enfermedad cardíaca, la principal causa de muerte en todo el mundo. HDL o lipoproteína de alta densidad es producida por el cuerpo y puede combatir los efectos de LDL hasta cierto punto. Microbios: un organismo microscópico como las bacterias.

Grasa saturada: un tipo de grasa en la que sus moléculas están saturadas y sólidas a temperatura ambiente. Esta grasa generalmente se encuentra en grandes cantidades en la carne y los productos lácteos y está directamente relacionada con enfermedades cardíacas y otras enfermedades que amenazan la vida.

Simpático: pertenece al sistema nervioso autónomo y participa en la respuesta de lucha o huida.

Parasimpático: pertenece al sistema nervioso autónomo y está involucrado con el proceso corporal, incluido el descanso y la digestión.

Capítulo 3

Gónadas: el órgano sexual que produce gametos. Conocido como ovarios en mujeres y testículos en hombres.

Hormonas: estas sustancias reguladoras están involucradas en casi todos los procesos biológicos. Las hormonas generalmente se producen dentro de su cuerpo y luego viajan a través de la sangre a sus respectivas células, pero también se pueden sintetizar e inyectar.

Hipotálamo: una parte del cerebro responsable del sistema nervioso automático y la glándula pituitaria.

Insulina: una hormona creada por el páncreas diseñada para controlar los niveles de glucosa en la sangre. La insulina es una hormona clave para saber cuándo el ayuno intermitente como mujer.

Resistencia a la insulina: es cuando las células responden de manera anormal a la insulina. Esto lo pone en mayor riesgo de diabetes y síndrome metabólico. Los niveles consistentemente altos de insulina posiblemente podrían llevarlo a desarrollar resistencia a la insulina.

Sensibilidad a la insulina: un término utilizado para describir la capacidad de la insulina para regular la energía entrante de manera eficiente. Las personas sensibles a la insulina necesitarán menos insulina para regular la glucosa. El ayuno intermitente tiene como objetivo aumentar su sensibilidad a la insulina.

Glándula pituitaria: Directamente instruido por el hipotálamo, esto produce hormonas que juegan un papel importante en los procesos corporales como el metabolismo, incluida la sed y el hambre.

Capítulo 4

Niveles básicos: se refiere a la cantidad mínima de macronutrientes y, lo que es más importante, a las calorías que necesita para no enfermarse.

Ingesta / salida calórica: se refiere a la proporción de calorías que consume y expande a diario o semanalmente. Si es menor que 1, puede esperar perder peso y si es mayor que 1, puede esperar ganar.

Calorías: una unidad de energía. Específicamente, en nuestra dieta, cuánta energía se necesita para que la temperatura de 1 kilogramo de agua aumente en 1 ° C

Carbohidratos: uno de los tres macronutrientes principales y la fuente de energía más eficiente. Un carbohidrato tiene aproximadamente 4 calorías.

Niveles actuales: los niveles de macronutrientes, calorías y actividad física que realiza en promedio en su vida diaria.

Niveles deseados: estos dependen completamente de usted como individuo y de sus objetivos. Calcule sus niveles base y luego formule los niveles deseados razonablemente.

Grasas: Uno de los tres macronutrientes. Hay tres tipos de grasas: grasas trans, saturadas e insaturadas. Un gramo de grasa es de aproximadamente 9 calorías.

Hierro: un micronutriente vital responsable del transporte de oxígeno en los glóbulos rojos. Las fuentes saludables de hierro serán las verduras de hoja verde oscuro y la leche fortificada de origen vegetal.

Macronutrientes: nutrientes necesarios en cantidades particularmente grandes. Los tres macronutrientes principales son las proteínas, carbohidratos y grasas.

Monosacáridos: la forma más simple de carbohidratos y azúcares.

Ácidos grasos Omega-3: un ácido graso insaturado esencial para formar una dieta saludable. Las fuentes saludables incluyen nueces y aceites vegetales.

Polisacáridos: moléculas complejas de carbohidratos.

Proteína: uno de los 3 macronutrientes. Esto es más responsable de la reparación muscular y el crecimiento de los tejidos corporales. Un gramo de proteína es de aproximadamente 4 calorías.

Termogénesis: la producción de calor en un cuerpo humano o animal.

Grasas trans: grasas principalmente saturadas producidas industrialmente. Los ácidos grasos trans conducen a un riesgo aún más alto de enfermedad cardíaca, aterosclerosis y otras enfermedades potencialmente mortales.

Capítulo 5

El método 5:2: método de ayuno con una ventana de alimentación de 8 horas 2 días a la semana, al tiempo que restringe las calorías en estos días a aproximadamente 500 calorías.

El método 16:8: método de ayuno donde el consumo de alimentos está restringido dentro de una ventana de ocho horas y el ayuno durante las dieciséis horas restantes todos los días.

El método de 24 horas: método de ayuno que implica que ayune durante un período de veinticuatro horas, una o dos veces por semana.

Método de día alternativo: método de ayuno donde puede comer regularmente cada dos días y practicar un ayuno completo o restringir los otros días a aproximadamente 500 calorías

Método Crescendo: El método de ayuno intermitente recomendado # 1 para mujeres. Método de ayuno en el que come en ventanas de 8-12 horas 4 días a la semana y ayuna durante ventanas de 12-16 horas 3 días a la semana.

Capítulo 6

Entrenamiento por intervalos de alta intensidad: método de entrenamiento en el que mantiene su ritmo cardíaco en aproximadamente el 70% de su capacidad máxima durante 45 segundos, seguido de 15 segundos de máxima intensidad y rendimiento. Entonces repite. Típicamente, este ciclo se repite por un total de 10-15 minutos.

Entrenamiento de resistencia de alto volumen: forma de entrenamiento de resistencia o pesas con cargas de peso más livianas y un mayor número de series y repeticiones. Esta forma de entrenamiento es ideal para el crecimiento y el tamaño de los músculos esqueléticos, así como para aumentar la resistencia muscular.

Entrenamiento de resistencia orientado a la fuerza: forma de entrenamiento de resistencia o pesas donde las cargas de peso son más pesadas y ponen a prueba sus capacidades máximas. Esta forma de entrenamiento generalmente se obtiene para ganar fuerza y estabilidad.

Citación (Estilo APA)

(1) Not, B. F., Sugar. (n.d.). Intermittent Fasting (Time-Restricted Eating). Retrieved October 6, 2018, from http://burnfatnotsugar.com/assets/if.pdf

(2) Seimon RV, Roekenes JA, Zibellini J, Zhu B, Gibson AA, Hills AP, Wood RE, King NA, Byrne NM, Sainsbury A. Do intermittent diets provide physiological benefits over continuous diets for weight loss? A systematic review of clinical trials. *Mol Cell Endocrinol.* 2015 Dec 15;418:153-72

(3) McCulloch, D., MD. (n.d.). How Insulin Works. Retrieved from https://wa.kaiserpermanente.org/healthAndWellness/index.jht ml?item=/common/healthAndWellness/conditions/diabetes/in sulinProcess.html

(4) Cahill, G. F. (1965). Metabolic Fuels. *Anesthesia & Analgesia,44*(5). doi:10.1213/00000539-196509000-00001

(5) Li, L., Wang, Z., & Zuo, Z. (2013). Chronic Intermittent Fasting Improves Cognitive Functions and Brain Structures. Retrieved from https://www.ncbi.nlm.nih.gov/pmc/articles/PMC3670843/

(6) Kollias, H. (2018, February 23). Intermittent Fasting for women: Important information you need to know. Retrieved from https://www.precisionnutrition.com/intermittent-fasting-women

(7) U. (n.d.). Estimated Calorie Needs per Day by Age, Gender, and Physical Activity Level. *USDA Food Patterns.* Retrieved from https://www.cnpp.usda.gov/sites/default/files/usda_food_patt erns/EstimatedCalorieNeedsPerDayTable.pdf.

(8) Craig, W. J., Mangels, A. R., & American, A. S. (2009, July). Position of the American Dietetic Association: Vegetarian diets. Retrieved from https://www.ncbi.nlm.nih.gov/pubmed/19562864/

(9) Alberts, B. (1970, January 01). The Shape and Structure of Proteins. Retrieved from https://www.ncbi.nlm.nih.gov/books/NBK26830/#A410

(10) Carbohydrates. (n.d.). Retrieved from https://www.eufic.org/en/whats-in-food/article/the-basics-carbohydrates

(11) Rose, I. (n.d.). Types of Sugar : Monosaccharides and Disaccharides. Retrieved from http://www.ivyroses.com/HumanBiology/Nutrition/Types-of-Sugar.php
(12) A., & B. (2013, January 29). Nutrient timing revisited: Is there a post-exercise anabolic window? Retrieved from https://jissn.biomedcentral.com/articles/10.1186/1550-2783-10-5?TB_iframe=true&width=921.6&height=921.6

(13) Yahoo Health. (2014, September 07). Why Women Need to Hydrate Differently Than Men. Retrieved from https://www.yahoo.com/lifestyle/why-women-need-to-hydrate-differently-than-men-96701060353.html

(14) Kerndt, P. R., Naughton, J. L., Driscoll, C. E., & Loxterkamp, D. A. (1982, November). Fasting: The History, Pathophysiology and Complications. Retrieved from https://www.ncbi.nlm.nih.gov/pmc/articles/PMC1274154/?page=2

(15) Frisch, R. E. (1987, August). Body fat, menarche, fitness and fertility. Retrieved from https://www.ncbi.nlm.nih.gov/pubmed/3117838

(16) Types of Fat. (2018, July 24). Retrieved from https://www.hsph.harvard.edu/nutritionsource/what-should-you-eat/fats-and-cholesterol/types-of-fat/

(17) Barnard, N. D., Bunner, A. E., & Agarwal, U. (2014, May 15). Saturated and trans fats and dementia: A systematic review. Retrieved from https://www.sciencedirect.com/science/article/pii/S019745801 4003558

(18) Tuso, P., Stoll, S. R., & Li, W. W. (2015). A Plant-Based Diet, Atherogenesis, and Coronary Artery Disease Prevention. Retrieved from https://www.ncbi.nlm.nih.gov/pmc/articles/PMC4315380/

(19) . Targeting Insulin Resistance: The Ongoing Paradigm Shift in Diabetes Prevention. American Journal of Managed Care. April 11, 2013. http://www.ajmc.com/journals/evidence-based-diabetes-management/2013/2013-1-vol19-sp2/targeting-insulin-resistance-the-ongoing-paradigm-shift-in-diabetes-prevention

(20) National Institute of Diabetes, Digestive and Kidney Diseases: Prediabetes and Insulin Resistance. August 9, 2009. https://www.niddk.nih.gov/healthinformation/diabetes/types/prediabetes-insulin-resistance

(21) Orgel: The Links Between Insulin Resistance, Diabetes, and Cancer. Curr Diab Rep. 2013 Apr; 13(2): 213–222. https://www.ncbi.nlm.nih.gov/pmc/articles/PMC3595327/

(22) Mozaffari-Khosravi, H., Yassini-Ardakani, M., Karamati, M., & Shariati-Bafghi, S. E. (2013, July). Eicosapentaenoic acid versus docosahexaenoic acid in mild-to-moderate depression: A randomized, double-blind, placebo-controlled trial. Retrieved from https://www.ncbi.nlm.nih.gov/pubmed/22910528

(23) Types of Fat. (2018, July 24). Retrieved from https://www.hsph.harvard.edu/nutritionsource/what-should-you-eat/fats-and-cholesterol/types-of-fat/

(24) D. (n.d.). Trans Fats. Retrieved from https://www.dietitians.ca/Dietitians-Views/Food-Regulation-and-Labelling/Trans-Fats.aspx

(25) University of Utah, N. (n.d.). Food Storage and Nutrients. Retrieved from http://www3.uakron.edu/chima/text/Food storage article 8-05.pdf

(26) Bidlingmaier, M., & Strasburger, C. J. (n.d.). Growth hormone. Retrieved from https://www.ncbi.nlm.nih.gov/pubmed/20020365

(27) Bidlingmaier, M., & Strasburger, C. J. (n.d.). Growth hormone. Retrieved from https://www.ncbi.nlm.nih.gov/pubmed/20020365

(28) Blackman, M. R., Sorkin, J. D., Münzer, T., Bellantoni, M. F., Busby-Whitehead, J., Stevens, T. E., . . . Harman, S. M. (2002, November 13). Growth hormone and sex steroid administration in healthy aged women and men: A randomized controlled trial. Retrieved from https://www.ncbi.nlm.nih.gov/pubmed/12425705

(29) Ho, K. Y., Veldhuis, J. D., Johnson, M. L., Furlanetto, R., Evans, W. S., Alberti, K. G., & Thorner, M. O. (1988, April). Fasting enhances growth hormone secretion and amplifies the complex rhythms of growth hormone secretion. Retrieved from https://www.ncbi.nlm.nih.gov/pmc/articles/PMC329619/

(30) Varady, K. A., Bhutani, S., Klempel, M. C., Kroeger, C. M., Trepanowski, J. F., Haus, J. M., . . . Calvo, Y. (2013). Alternate day fasting for weight loss in normal weight and overweight subjects: A randomized controlled trial. Retrieved from https://www.ncbi.nlm.nih.gov/pmc/articles/PMC3833266/

(31) Schwartz, J., & Gladding, R. (2012). *You are not your brain: The 4-step solution for changing bad habits, ending unhealthy thinking, and taking control of your life.* New York: Penguin Group.

(32) Locke, E. A., & Shaw, K. (n.d.). Goal Setting and Task Performance. Retrieved from http://www.dtic.mil/dtic/tr/fulltext/u2/a086584.pdf

(33) Fasting and the risk of dehydration during Ramadan. (n.d.). Retrieved from https://www.hamad.qa/EN/your health/Ramadan Health/Health Information/Pages/Dehydration.aspx

(34) Rogers, K. (2016, April 07). Trans fat. Retrieved from https://www.britannica.com/science/trans-fat

(35) Harland, B. F. (n.d.). Caffeine and nutrition. Retrieved from https://www.nutritionjrnl.com/article/S0899-9007(00)00369-5/abstract

Otros libros de **Jamie Connor**

Meal Prep – Ultimate Guide

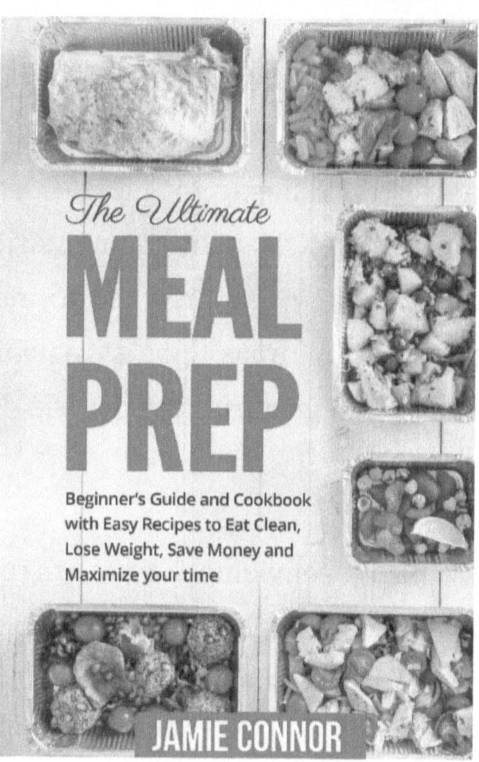

Una cosa más...

¿Disfrutaste y encontraste este libro útil?

Si lo encontraste valioso, hágamelo saber dejando un comentario en AMAZON. Los comentarios le permiten a Amazon saber que estoy proporcionando material de calidad a mis lectores. Incluso unas pocas palabras y calificación ayudarían mucho. Me gustaría agradecerle de antemano por su tiempo.

Si no lo hizo, envíeme un correo electrónico a jamieconnor@bmccpublishing.com y hágame saber lo que no le gustó. Tal vez pueda cambiarlo o actualizarlo.

Por último, si tiene algún comentario para mejorar el libro, envíeme un correo electrónico. En esta era, este libro puede ser un libro vivo. Se puede mejorar continuamente mediante comentarios proporcionados por lectores como usted.

Sobre la autora

Jamie Connor es una entrenadora certificada como personal calificado, instructora de yoga y entrenadora de nutrición que actualmente vive en Miami, Florida. Después de graduarse de la Universidad de Cornell con una Maestría en Nutrición, Jamie actualmente trabaja para una compañía Fortune 500 en Miami. Al crecer en una familia que consumía muchos alimentos procesados, Jamie luchó contra la obesidad y los problemas de salud. Después de casi perder su vida hace 6 años, Jamie tomó la decisión de desarrollar un estilo de vida saludable. Cuando Jamie comenzó a hacer ejercicio y a eliminar los alimentos procesados de su dieta, las cosas comenzaron a cambiar. Se sentía más fuerte y los niveles de energía estaban por las nubes.

Hoy, Jamie tiene la misión de compartir lo que había aprendido con sus lectores para obtener los mismos resultados. Además, a través de múltiples pruebas y errores, desarrolló muchas recetas saludables y deliciosas que están llenas de sabor, textura y nutrición saludable. A Jamie también le gusta practicar yoga, leer y viajar por el mundo para descubrir nuevas recetas.

www.ingramcontent.com/pod-product-compliance
Lightning Source LLC
Chambersburg PA
CBHW031117250726
48655CB00004B/1753